U0334277

普外科疾病诊疗基础与实践应用

薛勇 主编

汕頭大學出版社

图书在版编目（CIP）数据

普外科疾病诊疗基础与实践应用 / 薛勇主编 . -- 汕
头 ：汕头大学出版社，2022.6
ISBN 978-7-5658-4679-3

Ⅰ . ①普… Ⅱ . ①薛… Ⅲ . ①外科－疾病－诊疗
Ⅳ . ①R6

中国版本图书馆CIP数据核字(2022)第092391号

普外科疾病诊疗基础与实践应用
PUWAIKE JIBING ZHENLIAO JICHU YU SHIJIAN YINGYONG

主　　编：薛　勇
责任编辑：黄洁玲
责任技编：黄东生
封面设计：道长矣
出版发行：汕头大学出版社
　　　　　广东省汕头市大学路 243 号汕头大学校园内　邮政编码：515063
电　　话：0754-82904613
印　　刷：廊坊市海涛印刷有限公司
开　　本：710mm×1000 mm　1/16
印　　张：10.75
字　　数：150 千字
版　　次：2022 年 6 月第 1 版
印　　次：2022 年 7 月第 1 次印刷
定　　价：98.00 元
ISBN 978-7-5658-4679-3

前　言

外科学是现代医学科学的重要组成部分之一，是一门理论与实践相结合的学科，要求医生既要有坚实的理论基础，又要有广泛的外科基本知识和规范、娴熟的操作技巧。随着科学技术的发展，临床外科也在逐步发展，而普通外科是临床外科的基础，也随之有了很大的进步。经过广大普通外科医务人员的共同努力，以及大量高新技术、先进设备的引进，其临床诊疗水平已迅速得到提高，在某些领域已达到国际水平。在临床工作中，普外科疾病往往病情危急、诊断治疗具有一定的困难。如何透过现象看本质，如何在尽可能短的时间内做出正确诊断和处置，为患者赢得更为有效的诊疗救治时机，是对临床工作者的考验。为更好地治疗普外科疾病，缓解医患关系，减轻患者经济负担，提高患者生活质量，本书作者参考大量文献资料，结合国内临床实际情况，编写了本书。

本书阐述普通外科常见疾病症状的诊断、鉴别诊断与处理为主要内容，系统介绍了普通外科常见疾病症状的共同特点、诊断方法、鉴别诊断思路、手术方法等；共分为八章，包括：肝外科疾病、胆管外科疾病、小肠疾病、结直肠肛门疾病、甲状腺及甲状旁腺疾病、乳腺外科疾病、胰腺与脾疾病、胃和十二指肠疾病等。本书在内容编排上侧重于常见病、多发病。对普外科常见病的诊断，检查方法和治疗做了详细的介绍，内容重点放在介绍疾病的诊断方法与手术治疗方法和技巧上。本书内容全面，科学实用，临床指导性强，注重实用性和理论与实践的衔接，旨在强调本书的临床实用价值，希望本书能为普外科医务工作者处理相关问题提供参考。

本书在撰写过程中，借鉴了诸多普通外科相关临床书籍与资料文献，在此表示衷心的感谢。由于时间仓促，难免有错误及不足之处，恳请广大读者给予批评指正，以便更好地总结经验，起到共同进步、提高普通外科医务人员诊疗水平的目的。

目　录

第一章　肝外科疾病

第一节　原发性肝癌

一、流行病学

(一) 病因

原发性肝癌的真实病因，像其他癌肿一样，至今尚未明确，据临床和实验的观察，可能与下列因素有关。

1. 肝硬化

肝硬化与肝癌的关系极为密切。据临床观察，肝癌患者 65%～80% 并发有肝硬化现象，而据尸检之资料，4.5%～10% 的肝硬化患者并发有肝细胞癌。大概患肝硬化者，其肝细胞有代偿性增生，一旦此种增生超过正常范围，即有可能转变为癌。亦可能某种刺激因素先使肝产生硬化，再进而转化为癌。然而年龄较轻的肝癌患者多不伴有肝硬化，故肝癌与肝硬化的关系尚不能谓已完全确定无疑。

2. 慢性炎症

任何病变可导致肝广泛炎症和损害者，均可能引起肝的一系列变化，并最后导致肝癌的发生。

3. 肝寄生虫病

肝寄生虫病与肝癌的发生可能有关。它可能先引起肝的硬化，再进而发生癌变；也可能是由于肝细胞直接受到刺激的结果。但不少学者也注意到在印度尼西亚爪哇地方肝癌很常见，而该地既无肝蛭亦无血吸虫流行；在埃及则血吸虫病颇多而肝癌鲜见；因此，肝寄生虫病与肝癌的关系尚有待进一步研究。

4. 化学品的刺激

化学物质有致癌之作用者,迄今已发现有 250 种以上,其中凡属有机的偶氮化合物具有导致肝癌的可能性。早在 20 世纪 20 年代,就已发现把某些偶氮染料饲喂家鼠,能诱发原发性肝癌;而食品中常用的着色染料如"奶油黄"即为一种偶氮化合物(二甲氨基偶氮苯,P-dime-th-yl-amino-azoben-zene),由此导致肝癌发生自亦可能。偶氮染料在化学结构上与胆固醇酯、求偶素及胆酸等颇相近似,故此等物质在体内的自然存在,也可能是诱发肝癌的因素。

5. 营养不良

长期的营养不良,特别是蛋白质和维生素 B 的缺乏,与肝癌的发生有一定影响。已经证明:癌组织中含有大量的 biotin,它与癌肿的生长与发展或有密切关系;而禽卵蛋白中则含有另一物质称为 avidin,能使 biotin 的吸收减少,作用迟缓,且可保护肝免遭毒害,对肝毒素有解毒作用。Smith 曾将卵蛋白和奶油黄共饲家鼠,发现可以使肝硬化与肝癌的发生率大为减少。酵母内的食物性因素,特别是复合维生素 B 或者维生素 B_2(核黄素),亦可减轻或抑制这些损害的发生。因此,长期的营养不良可能使肝易受毒素作用,最终导致肝癌。

6. 其他因素

真菌毒素中的黄曲霉毒素对实验动物有肯定的致癌作用,故人类如食用被黄曲霉毒素污染的花生或其他粮食制品,也可引起肝癌。先天性缺陷及种族或家族的影响,亦曾疑与某些肝癌的发生有关。其他如外伤、静脉充血等亦曾被疑为肝癌之病因,但均无确定佐证。

(二) 预防

在中国,75%~80% 的肝硬化和90% 以上的肝癌与慢性乙型肝炎相关,还有相当部分的肝硬化和肝癌与丙型肝炎相关。因此,慢性乙型肝炎或丙型肝炎患者预防肝癌的关键在于抑制乙型肝炎和(或)丙型肝炎病毒的复制、延缓肝硬化发病进程,提高自身免疫力,以及减少其他理化因素损伤 3 个方面。

乙型肝炎或丙型肝炎一旦转为慢性化,肝硬化是必然的发展趋势。现有的医学手段尚不能完全清除慢性肝病患者体内的乙型肝炎病毒。但正规的抗病毒治疗，抑制病毒的复制程度，减少肝损伤，还是能起到延缓肝硬化病程、减轻肝硬化程度的效果。干扰素、拉米夫定等长期抗病毒治疗可显著降低肝癌的发生。

肝癌发生的因素非常复杂，乙型肝炎病毒只是始动原因。食物中的黄曲霉素，饮水中的亚硝胺和其他污染物，某些重金属如铝、铜、锌等的密切接触，都与肝癌的发生有关系。应该通过综合的措施防止癌变的发生。尽可能避免使用损害肝的药物；避免进食霉变或污染的食物，避免有害的物理因子刺激，减少放射性物质对肝的照射。

二、临床表现

原发性肝癌的临床病象极不典型，其症状一般多不明显，特别是在病程早期；而其病势的进展则一般多很迅速，通常在数星期内即呈现恶病质，往往在数月至1年内即衰竭死亡。临床病象主要是2个方面的病变：① 肝硬化的表现，如腹水、侧支循环的发生，呕血及肢体的水肿等；② 肿瘤本身所产生的症状，如体重减轻、周身乏力、肝区疼痛及肝大等。根据患者的年龄不同、病变之类型各异，是否并有肝硬化等其他病变亦不一定，故总的临床表现亦可以有较大差别。一般患者可以分为4个类型。

第一，肝硬化型：患者原有肝硬化症状，但近期出现肝区疼痛、肝大、肝功能衰退等现象；或者患者新近发生类似肝硬化的症状如食欲减退、贫血清瘦、腹水、黄疸等，而肝大则不明显。

第二，肝脓肿型：患者有明显的肝大，且有显著的肝区疼痛，发展迅速和伴有发热及继发性贫血现象，极似肝的单发性脓肿。

第三，肝肿瘤型：此型较典型，患者本属健康而突然出现肝大及其他症状，无疑为一种恶性肿瘤。

第四，癌转移型：临床上仅有癌肿远处转移之表现，而原发病灶不显著，不能区别是肝癌或其他癌肿；即使肝大者亦往往不能鉴别是原发性肝癌还是继发性的肝癌。

上述几种类型以肝肿瘤型最为多见，约50%的患者是以上腹部肿块为主诉，其次则为肝脓肿型，约1/3以上的病例有上腹部疼痛和肝大。肝癌的发生虽与肝硬化有密切关系，但临床上肝癌患者有明显肝硬化症状者却不如想象中之多见。除上述几种主要类型外，钟学礼等曾描述肝癌尚有突出的表现为阻塞性黄疸、腹腔内出血、血糖过低、胆囊炎和胆石症、慢性肝炎及腹内囊肿等现象者，共计将肝癌分成十种类型。有学者观察到不少肝癌可有上腹部饱胀不适、食欲减退、消瘦乏力等类似胃病的表现。此外，林兆耆等观察到肝癌患者有时周围血中白细胞计数和中性粒细胞的百分比显著增加，骨髓检查则显示粒细胞显著增生，类似白血病；亦有因原发性肝癌细胞转移至腰椎引起损坏，表现为脊髓截瘫者，其实即是癌肿转移的一种表现而已。

（一）症状

肝癌患者虽有上述各种不同的临床表现，但其症状则主要表现在全身和消化系统2个方面。60%～80%的患者有身体消瘦、食欲减退、肝区疼痛及局部肿块等症状。其次如乏力、腹胀、发热、腹泻等亦较常见，30%～50%的患者有此现象；而黄疸和腹水则较国外报道者少，仅约20%的患者有此症状。此外还可以有恶心、呕吐、水肿、皮肤或黏膜出血、呕血及便血等症状。

（二）体征

患者入院时约50%有明显的慢性病容（少数可呈急性病容）。阳性体征中以肝大最具特征：几乎每个病例都有肝大，一般在肋下5～10cm，少数可达脐平面以下。有时于右上腹或中上腹可见饱满或隆起，扪之有大小不等的结节（或肿块）存在于肝表面，质多坚硬，并伴有各种程度的压痛和腹肌痉挛，有时局部体征极似肝脓肿。唯当腹内有大量腹水或积血和广泛性的腹膜转移时，可使肝的检查发生困难，而上述的体征就不明显。约1/3的患者伴有脾大，多数仅恰可扪及，少数亦可显著增大至脐部以下。20%的患者有黄疸，大多为轻、中度。其余肝硬化的体征如腹水、腹壁静脉曲张、蜘蛛痣及皮肤黏膜出血等亦时能发现；其中腹水尤属常见，约40%的患者可能有之。

上述症状和体征不是每例原发性肝癌患者都具有，相反有些病例常以某几个征象为其主要表现，因而于入院时往往被误诊为其他疾病。了解肝癌可以有不同类型的表现，当可减少诊断上的错误。

(三) 少见的临床表现

旁癌综合征为肝癌的少见症状,如红细胞增多症、低血糖症等。红细胞增多症占肝癌患者中的 10% 左右,可能与肝细胞癌产生促红细胞生成素有关。低血糖症发生率亦为 10% 左右,可能与肝癌细胞可异位产生胰岛素或肝癌巨大影响肝糖的储备有关。但近年临床上肝癌并发糖尿病者并不少见。文献中经常罗列不少其他旁癌综合征,如高钙血症、高纤维蛋白原血症、高胆固醇血症等,但临床实践中并不多见。

(四) 转移

肝癌的血道转移较多。侵犯肝内肝门静脉可致肝内播散;侵入肝静脉则可播散至肺及全身其他部位。肺转移常为弥散多个肺内小圆形病灶,亦有粟粒样表现或酷似肺炎和肺梗死者;如出现在根治性切除后多年者,则常为单个结节。肺转移早期常无症状,以后可出现咳嗽、痰中带血、胸痛、气急等。骨转移在晚期患者中并不少见,肾上腺、脑、皮下等转移亦可见到。骨转移常见于脊椎骨、髂骨、股骨、肋骨等,表现为局部疼痛、肿块、功能障碍等,病理性骨折常见。脑转移可出现一过性意识丧失而易误为脑血管栓塞。肝癌亦可经淋巴道转移至附近的淋巴结或远处淋巴结,常先见于肝门淋巴结,左锁骨上淋巴结转移亦时有发现。肝癌还可直接侵犯邻近器官组织,如膈、胃、结肠、网膜等。如有肝癌结节破裂,则可出现腹膜种植。

(五) 并发症

常见的并发症包括肝癌结节破裂、上消化道出血、肝功能障碍、腹水、感染等。少见者如因下腔静脉栓塞出现的相应症状等。肝癌患者的死亡原因通常为全身衰竭、肝性脑病、上消化道出血及肝癌结节破裂内出血,偶见因肝静脉或下腔静脉癌栓脱落导致肺梗死而死亡。肝癌结节破裂表现为急腹痛,如小破裂可误为胆囊炎或急性阑尾炎,腹腔穿刺有积血即为明证。上消化道出血多因食管胃底静脉曲张破裂出血,伴肝门静脉主干癌栓者可加重门静脉高压;上消化道出血还可能是肝功能障碍导致凝血机制低下、化疗药物损伤消化道黏膜等综合因素的结果。肝功能障碍常先有黄疸、腹水,最终出现肝性脑病。胸腔积液多见于右侧，右侧血性胸腔积液可因右叶肝癌侵犯横膈所致。

(六) 自然病程

过去报道肝癌的平均生存期仅 2 ~ 5 个月，但小肝癌研究提示，肝癌如同其他实体瘤一样也有一个较长的发生、发展阶段。如果从患者患肝炎开始，由最早证实乙型肝炎开始至亚临床肝癌的发生，中位时间为 10 年左右。

三、实验室检查

肝癌的实验检查包括肝癌标记及其转移灶、肝病背景、患者的免疫功能、其他重要脏器的检查等，其中肝癌标记占最重要的地位。

(一) 甲胎蛋白

这种存在于胚胎早期血清中的甲胎蛋白（AFP）在出生后即迅速消失，如重现于成人血清中则提示肝细胞癌或生殖腺胚胎癌，此外妊娠、肝病活动期、继发性肝癌和少数消化道肿瘤也能测得 AFP。至今，AFP 仍为肝细胞癌诊断中最好的肿瘤标记，其引申包括 AFP 的异质体与单抗。我国肝癌患者 60% ~ 70% AFP 高于正常值。如用免疫反应或其他方法测得患者血内含有此种蛋白，要考虑有原发性肝细胞癌可能，而在胆管细胞癌和肝转移性癌则不会出现此种异常蛋白。试验的准确性仅为 70% ~ 80%，但本试验一般只有假阴性而极少假阳性；换言之，原发性肝癌患者 AFP 测定有可能为阴性，而试验阳性者则几乎都是肝癌患者，这对肝细胞癌与其他肝病的鉴别诊断有重要意义。由于 AFP 在寡聚糖链结构上的不同，用扁豆凝集素（LCA）和刀豆素 A（Con A）可将其分为 LCA 亲和型与不亲和型，以及 Con A 亲和型与不亲和型。AFP 异质体的检测有助良、恶性肝病的鉴别，有助原发性肝癌与继发性肝癌的鉴别。

(二) 其他实验室检查

随着病情的发展，多数患者可有不同程度贫血现象。白细胞计数虽多数正常，但有些病例可有明显的增加，可增至 $20 \times 10^9/L$ 以上。

各种肝功能试验在早期的原发性肝癌病例多无明显变化，仅于晚期病例方见有某种减退。总体来说，肝功能试验对本病的诊断帮助不大。

四、影像学检查

(一) 超声波检查

肝癌常呈"失结构"占位，小肝癌常呈低回声占位，周围常有声晕；大肝癌或呈高回声，或呈高低回声混合，并常有中心液化区。超声可明确肝癌在肝内的位置，尤其是与肝内重要血管的关系，以利指导治疗方法的选择和手术的进行；有助了解肝癌在肝内及邻近组织器官的播散与浸润。通常大肝癌周边常有卫星结节，或包膜不完整；超声显像还有助了解肝门静脉及其分支、肝静脉和下腔静脉内有无癌栓，对指导治疗选择和手术帮助极大。术中超声有助检出术前遗漏的小肝癌，可更清晰地反映肿瘤与重要管道的相互关系，指导肝段或亚肝段切除，供冷冻治疗深度的监测。彩色超声有助了解占位性病变的血供情况，对肝癌与肝血管瘤的鉴别诊断有重要帮助；凡有动脉血供的占位性病变，又有 HBV/HCV 背景者，应高度警惕。超声还可用于做细针穿刺活检，或做瘤内无水乙醇注射；还可了解癌周肝是否并发肝硬化，对肝细胞癌的诊断有辅助作用。超声显像的优点：为非侵入性，易于重复应用，价格相对较低廉，无放射性损害，敏感度高。缺点为：存在超声难以测到的盲区，影像的清晰度受治疗的影响（如经导管化疗栓塞后），受操作者解剖知识、经验与操作细致与否的影响。

(二) 电子计算机断层扫描

电子计算机断层扫描（CT）在肝癌诊断中的价值有：有助提供较全面的信息，除肿瘤大小、部位、数目外，还可了解肿瘤内的出血与坏死，其分辨力与超声显像相仿；有助提示病变性质，尤其增强扫描，有助鉴别血管瘤。通常肝癌多呈低密度占位，增强扫描后期病灶更为清晰；近年出现的螺旋CT，对多血管的肝癌，动脉期时病灶明显填充；CT 肝动脉 - 肝门静脉显像在肝癌诊断中的价值也得到重视；碘油 CT 有可能显示 0.5cm 的肝癌，即经肝动脉注入碘油后 7～14d 再做 CT，则常可见肝癌结节呈明显填充，既有诊断价值，又有治疗作用；CT还有助了解肝周围组织器官是否有癌灶。CT的优点是提供的信息比较全面，缺点是有放射线的影响，且价格比超声高。

(三) 磁共振成像

磁共振成像（MRI）的优点是：能获得横断面、冠状面和矢状面三维图像；对软组织的分辨较好；无放射线影响；对与肝血管瘤的鉴别有特点；不需要增强即可显示肝门静脉和肝静脉分支。通常肝癌结节在 T_1 加权图呈低信号强度，在 T_2 加权图示高信号强度。但亦有不少癌结节在 T_1 示等信号强度，少数呈高信号强度。肝癌有包膜者在 T_1 加权图示肿瘤周围有一低信号强度环，而血管瘤、继发性肝癌则无此包膜。有癌栓时 T_1 呈中等信号强度，而 T_2 呈高信号强度。

(四) 放射性核素显像

由于超声显像、CT、MRI 等的问世，核素显像在显示小肝癌方面已落后于前者。近年由于单光子发射计算机断层仪（SPECT）的出现，使放射性核素显像又重新受到重视。血池扫描有助肝血管瘤与肝癌的鉴别。近年由于放射免疫显像的兴起，采用放射性核素标记相对特异抗体，可能获得肿瘤的阳性显像。通常的核素扫描，肝癌多呈阴性缺损区。

(五) 肝动脉和肝门静脉造影

由于属侵入性检查，近年已不如超声显像与CT那样常用。通常仅在超声与CT仍未能定位的情况下使用。近年出现数字减影血管造影（DSA）使其操作更为简便。肝癌的肝动脉造影的特征为：肿瘤血管、肿瘤染色、肝内动脉移位、动静脉瘘等。肝动脉内注入碘油后 7～14d 做 CT，有助 0.5cm 小肝癌的显示，但有假阳性。目前肝癌做肝血管造影的指征通常为：临床疑肝癌或 AFP 阳性，而其他影像学检查阴性；多种显像方法结果不一；疑有卫星灶需做 CTA 者；需做经导管化疗栓塞者。

五、诊断

20 世纪60 年代末 AFP 的应用将"临床诊断"推进到"亚临床诊断"；

80 年代医学影像学的进步使亚临床诊断提高到 1cm 的水平。目前肝癌的诊断还是依靠甲胎蛋白结合影像学的分析。

血清 AFP 通常正常值为 20μg/L 以下。凡 AFP>500μg/L 持续 1 个月或 AFP>200μg/L 持续 2 个月而无肝病活动证据，可排除妊娠和生殖腺胚胎癌者，应高度怀疑肝癌，通过影像学检查加以确诊。对肝癌诊断而言，假阳性主要来自与胚肝、卵黄囊、胚胎胃肠道有关的少数良、恶性疾病，尤其是肝炎与肝硬化伴活动性病变者。AFP 对肝细胞癌的临床价值可归纳为：为各种诊断方法中专一性仅次于病理检查的诊断方法；为目前最好的早期诊断方法之一，可在症状出现前 6 ~ 12 个月做出诊断；为反映病情变化和治疗效果的敏感指标；有助检出亚临床期复发与转移。又肝癌患者病情变化时其血清的 AFP 浓度也会随之变化，病情好转时 AFP 浓度降低，病情恶化时 AFP 浓度升高，故甲胎蛋白的定期复查，对判断肝癌患者的疗效和预后也有一定价值。

凭发病史、症状和体征及各种化验资料分析，最多仅能获得本病的拟诊，而确切的诊断则有赖于病理检查和癌细胞的发现，临床上大多通过下列不同的方法来达到确定诊断的目的：① 肝穿刺；② 腹水或胸腔积液中找癌细胞；③ 锁骨上或其他淋巴结或转移性结节之活组织检查；④ 腹腔镜检查；⑤ 开腹探查等。

肝穿刺是诊断肝癌最常用的一种方法。如穿刺方法正确，应该没有多大危险性而又能获得较高的确诊率。穿刺途径以经由腹壁刺入为佳，且必须从可以扪及的结节处刺入，如此可有较多的机会找到癌组织或癌细胞，否则盲目穿刺，失败的机会必然较多。穿刺前应常规测定出凝血时间及凝血因子时间，有出血趋势者穿刺应属禁忌；有深度黄疸或显著之血管硬化者亦忌穿刺。刺入之深度一般不应超过 8cm，针头拔出后应紧压穿刺点 3 ~ 5min，如此当可避免严重之穿刺后腹内出血。抽出物仅为少量黄白色的癌组织碎块，大多混在血液中，或者附着在注射器之内壁或穿刺针内，应小心用盐水冲洗并用细纱布滤出，然后将所得活组织做成涂片或切片检查，一般确诊率为 75% ~ 85%。必须指出的是，穿刺活检一般虽不致有出血危险而又能获得较高的诊断率，但它肯定有使癌细胞播散的危险；对于有手术治疗可能的患者多不采用。

腹腔镜检查亦颇有助于诊断。诊断正确率高达90%以上。但癌肿如位于肝深部或膈面，或肝周围有广泛粘连者，腹腔镜检查即不可能获得满意结果；少数病例如弥漫型肝癌与Laennec肝硬化，结节型肝癌与坏死后性肝硬化，有时单凭肉眼观察也不易辨认而可能误诊；且目前腹腔镜检查在国内因限于设备尚不普遍，故其实际应用价值似不如正确的肝穿刺为高。

六、治疗

(一) 肝癌外科治疗的基本原则和手术适应证

肝癌外科治疗中的基本原则是既要最大限度切除肿瘤又要最大限度地保护剩余肝的储备功能。我国肝癌患者85%~90%并发有肝硬化，原则上以局部切除代替规则性切除。具体而言：① 对并发明显肝硬化者，宜做局部根治性切除，2cm切缘可保证切除的根治性；② 对伴有明显肝硬化，肿瘤巨大不宜做一期切除者，可做肝动脉结扎、化疗栓塞等综合治疗，待肿瘤缩小后再做二期切除。

近年来，对一些特殊病例也有采取更积极的外科治疗，如：① 除因肝功能失代偿所致肝细胞性黄疸外，部分因肝门区肝癌压迫或癌栓侵犯胆管所致的梗阻性黄疸患者，如无其他手术禁忌证亦可做肝癌切除并发胆管癌栓取出，常可使黄疸消退；② 对于肝癌伴有肝门静脉主干癌栓或肝癌并发脾功能亢进，食管胃底静脉曲张乃至出血者，如肝代偿功能良好，可行肝癌切除，同时肝门静脉取癌栓并注入抗癌药物或肝癌切除并脾切除和断流或分流术；③ 对大肝癌或特殊部位的肝癌如珊段肝癌、尾状叶肝癌、肝腔结合部肝癌，若不伴肝硬化，也可积极行根治性切除。积极治疗的前提是对肝癌的可切除性要有一个准确的估计和把握，精细的影像学检查及反复的超声共参是把握能否切除的关键，另外还须主刀医师肝外科技术娴熟，助手配合默契，对大出血等并发症处理有相当的经验。

并发肝硬化者肝切除范围原则一般为：轻度硬化可耐受半肝或扩大半肝切除，中度硬化且余肝肥大可行半肝切除，重度硬化只考虑局部切除；对术前肝功能评价，其失代偿标准一般为总胆红素或ALT大于正常值2倍，凝血因子时间小于正常值50%，总蛋白<6g或白蛋白<3g。现经术前后

积极保肝和支持治疗，部分肝功能失代偿并非肝切除的绝对禁忌证。一般有黄疸、腹水者无手术指征，但因肝门区肝癌尤其是肝门胆管细胞癌（Klatskin 癌）压迫引起梗阻性黄疸者，也可考虑手术探查。或行肿瘤根治性切除，或行肿瘤姑息性切除＋胆管内支架治疗。无法切除者可单行 HAI＋HAL 或 TACE，也可并发或单行 PEI、局部外放射，极个别可获二期切除。无法耐受手术探查者，应尽量缓解梗阻性黄疸，可考虑行经皮肝穿刺胆管引流（PTCD）、经内镜放置鼻胆管或内支架引流等治疗。

肝癌能否切除应根据肿瘤情况、肝硬化程度等综合判断。从肿瘤角度而言，一般涉及肿瘤大小、数目、位置、是否并发癌栓等方面：① 对亚临床肝癌或小肝癌，如肝功能代偿应力争手术切除，并发肝硬化者宜局部切除，对并发严重肝硬化、肝萎缩者则应慎重切除。对不能切除的小肝癌，可行姑息性外科治疗，也可术中或术后行 B 超引导下瘤内无水乙醇注射（PEI），未行 HAI、HAL 者可行经皮肝动脉化疗栓塞治疗（TACE）。肝功能失代偿者，宜首选 PEI 等局部治疗，少数可酌情试行 TACE。② 大肝癌切除包括一期切除和二期切除两方面，对肝功能代偿的大肝癌应力争根治性切除，现在认为肿瘤大小并非可否切除的决定性因素，余肝大小和肝硬化程度是大肝癌能否切除的关键。对并发较严重肝硬化或余肝小而无法耐受根治性切除者宜采用二期切除。综合治疗是使肿瘤缩小的重要途径，一旦肿瘤缩小有切除可能应争取二期切除。同时，由于姑息性切除疗效较差，术后复发、转移机会大，应尽量避免，但对肿瘤巨大有破裂出血可能者亦应考虑，术后可辅以 TACE 等后续治疗。对已有肝内播散的大肝癌，可行 HAI＋HAL 或 TACE 治疗。大肝癌肝功能失代偿者，只宜行免疫治疗、生物治疗或中药治疗等，少数可试行 TACE。③ 对多发性肿瘤，结节弥散或分布于两叶者，不考虑手术切除。对肝内播散结节邻近肿瘤、有可能切除较彻底者，可手术切除，但疗效稍差。④ 由于肝管道系统错综复杂，肿瘤的解剖位置对技术上能否切除有很大影响。随着肝外科技术的提高，切除例数已有所增加。尽管切除中央型肝癌在技术上有较大困难，也有很大的手术风险，总体疗效也不够理想，但如有条件仍以采取积极的手术切除加术后综合治疗为好。如肿瘤与大血管关系太密切，技术上有困难，肝硬化很严重，则不应盲目尝试手术切除。⑤ 左叶肝癌尽可能采用左外叶或左半肝等规则性切除；右叶肝癌以局部不规则切除为主，既争取根治，又需考虑手术安全。⑥既往认为肝癌并发门脉癌栓者已失去肝切除机会。但由于其极易发生食管静脉曲张破裂出血、肝衰竭、顽固性腹水或肿瘤自发性破裂，导致数月内病情急剧恶化或死亡，因此近年来多主张开展积极的手术治疗。对肿瘤能切除者，行肿瘤切除＋门脉切端或门脉主干、分支切开取栓，术后行 TACE 等治疗。对肿瘤无法切除者，可考虑行肝动脉、肝门静脉双插管术，但肝动脉不宜结扎。对无法耐受手术探查者，可行 PEI、B 超引导下经皮肝门静脉穿刺化疗或经皮肝门静脉内置管化疗，也可行经皮肝动脉化疗，栓塞治疗则宜慎用。⑦对个别肝癌并发肺转移者，由于肿瘤较大有破裂出血可能而技术上又有可能切除时，亦可考虑切除肝癌病灶。

肝癌手术适应证具体为：①患者一般情况好，无明显心、肺、肾等重要脏器器质性病变。②肝功能正常或仅有轻度损害，肝功能分级属 I 级；或肝功能分级属 n 级，经短期护肝治疗后有明显改善，肝功能恢复到 I 级。③肝储备功能正常范围。④无广泛肝外转移性肿瘤。⑤单发的微小肝癌（直径≤2cm）。⑥单发的小肝癌（直径＞2cm，≤5cm）。⑦单发的向肝外生长的大肝癌（直径＞5cm，≤10cm）或巨大肝癌（直径＞10cm），表面较光滑，界限较清楚，受肿瘤破坏的肝组织少于30%。⑧多发性肿瘤，肿瘤结节少于3个，且局限在肝的一段或一叶内。⑨3～5个多发性肿瘤，超越半肝范围者，做多处局限性切除或肿瘤局限于相邻2～3个肝段或半肝内，影像学显示，无瘤肝组织明显代偿性增大，达全肝的50%以上。⑩左半肝或右半肝的大肝癌或巨大肝癌；边界清楚，第一、第二肝门未受侵犯，影像学显示，无瘤侧肝明显代偿性增大，达全肝组织的50%以上。⑪位于肝中央区（肝中叶，或Ⅳ、Ⅴ、Ⅷ段）的大肝癌，无瘤肝组织明显代偿性增大，达全肝的50%以上。⑫ I 段的大肝癌或巨大肝癌。⑬肝门部有淋巴结转移者，如原发肝肿瘤可切除，应做肿瘤切除，同时进行肝门部淋巴结清扫；淋巴结难以清扫者，术后可进行放射治疗。⑭周围脏器（结肠、胃、膈肌或右肾上腺等）受侵犯，如原发肝肿瘤可切除，应连同做肿瘤和受侵犯脏器一并切除。远处脏器单发转移性肿瘤，可同时做原发肝癌切除和转移瘤切除。以上适应证中，符合第5～8项为根治性肝切除术，符合第9～14项属相对姑息性肝切除术。

(二) 手术操作要点

肝癌切除有规则性和不规则性切除。肝癌肝切除术的技术，涉及的关键性步骤是患者体位、麻醉、切口的选择、肝血流的阻断、肝切除量的判断、肝实质的离断和紧贴肝门及下腔静脉肿瘤的处理等。

①左叶肿瘤取平卧位，右前叶肿瘤右侧垫高45°，右后叶肿瘤90°向左侧卧位。②一般取全身麻醉加硬膜外麻醉，保证足够的肌肉松弛对肝切除极重要。③采用肋缘下斜切口，避免开胸，可显著降低术后并发症发生。④对小肝癌而言，左侧者可做左外叶切除或左半肝切除，也可以做局部切除，右叶者通常做离开肿瘤边缘2cm的局部切除，无肝硬化肝切除的极量为80%~85%。⑤采用常温下间歇性肝门阻断方法施行肝切除术，每次阻断时间应尽量控制在20min之内，但对有明显肝硬化者，每次肝门阻断时间应适当缩短，一般以15min为好。对位于肝周边的小肝癌可不做肝血流阻断，术中用手指挤压止血即可。⑥肝实质的离断方面采用指捏加钳夹法可显著缩短手术时间，并对深部如接近下腔静脉处的血管处理要有一个较好的手术视野。肝创面要认真止血，检查有无胆汁，用大网膜覆盖缝合固定或做创面对拢缝合。⑦对大血管损伤的处理，在肝切除实践中真正的下腔静脉横断需重新吻合的机会罕见，绝大多数为侧壁受侵，直视下予以缝合或钳夹后修补甚为安全，不需生物泵的支持。⑧术中B超有助于检测肿瘤大小、范围、有无癌栓、子灶等，利于根治性切除。⑨术中、术后充分供氧，充分引流，并给予必要的保肝治疗。

1. 控制术中出血的方法

肝具有复杂的管道系统，血供丰富，保证术野清楚，尽可能减少切肝时出血和避免损伤肝内外重要结构，同时尽量缩短肝缺血时间，减少术后肝功能损伤，是肝手术的关键。我国原发性肝癌患者约90%并发不同程度肝硬化，对出血和缺血的耐受程度均大大降低，因此要求外科医师在术中根据肿瘤部位、大小尤其是肝硬化程度，合理选用控制出血的方法。目前方法有第一肝门暂时阻断法、褥式交锁缝扎法、半肝暂时阻断法、常温下全肝血流阻断法等，其中常用者为第一肝门暂时阻断法，采用乳胶管或普通导尿管套扎肝十二指肠韧带，方法简单且控制出血较满意。对并发肝硬化者，一次肝门阻断时间不宜超过 10～15min，但必要时可间歇阻断。对并发严重肝硬化者，也可不阻断肝门，但切肝时应细致钳夹各管道以减少出血，如有难以控制的大出血时，可以左手示指探入小网膜孔内，拇指在前，两指压迫肝蒂可暂时减少出血；或采用微波切肝，既可减少出血又可杀灭切缘残癌，一般无须阻断第一肝门。褥式交锁缝扎法适用于病变较小而又位于肝边缘或肝组织较薄部位的肝切除，采用直针或大圆弯针距切缘约 1cm 处做贯穿全层肝组织的间断褥式交锁缝合。术中如估计有可能损伤下腔静脉等大血管或需切除部分下腔静脉管壁时，可采用常温下全肝血流阻断法。除乳胶管套绕肝十二指肠韧带阻断第一肝门外，可预先游离肝上、肝下下腔静脉并用细乳胶管套绕，以备随时阻断，方法为依次阻断第一肝门，肝下及肝上下腔静脉，然后切除肿瘤或修补血管，开放次序与阻断相反。此法不同于低温灌注无血切肝术，不需经肝门静脉和肝动脉插管冷灌注，也不需要阻断腹主动脉，操作简单、平稳，对血流动力学影响小，也无空气栓塞危险，术后并发症少。但全肝血流阻断时间受限，如并发肝硬化时阻断时间最好限定在 15min 以内，术者应具备熟练的切肝技术。

2. 无瘤手术原则

由于肝在腹腔内位置较高且深，暴露较困难。现虽有肝拉钩协助术野显露，但在游离肝过程中，有时难免使肝和肿瘤受到挤压，有可能增加肿瘤转移的机会。但外科医师在肝肿瘤切除过程中仍需尽量遵循无瘤手术原则，尽量不直接挤压肿瘤部位，在切肝前可在切除范围内切线和肿瘤边缘之间缝合 2～3 针牵引线，既有利于切线内管道显露和处理，又有利于牵拉肝实质后减少肝断面渗血，而避免术者直接拿捏肿瘤。

3. 肝断面处理

肝断面细致止血后上下缘或左右缘对拢缝合，对小的渗血点亦可达压迫止血作用。如肝断面对拢缝合张力大，或邻近肝门缝合后有可能影响出入肝的血流者，可采用大网膜或镰状韧带覆盖后缝合固定。近来，我们对此类肝断面常涂布医用止血胶再用游离或带蒂大网膜覆盖，止血效果满意。

(三) 术后并发症的预防和处理

1. 术后出血

与术中止血不周、肝功能不佳引起的出血倾向、断面覆盖或对合不佳等有关。术前要注意患者的凝血功能，术中要争取缩短手术时间，对较大的血管要妥善结扎，断面对合给予一定的压力且不留死腔。一般非手术治疗，若出血不止需探查。

2. 功能失代偿

主要原因为肝硬化条件下肝切除量过大、术中失血过多、肝门阻断时间过长。处理包括足够的氧供，血与蛋白质的及时和足量的补充及保肝治疗。

3. 胆漏

左半肝和肝门区肝癌切除后多见。术中处理肝创面前必须检查有无胆漏，处理主要是充分的引流。

4. 膈下积液或脓肿

多见于右肝的切除，尤其是位于膈下或裸区者。主要与止血不佳，有胆漏或引流不畅有关。治疗主要是超声引导下穿刺引流。胸腔积液需考虑有无膈下积液或脓肿。

5. 胸腔积液

多见于右侧肝切除后。治疗主要是补充人血白蛋白和利尿，必要时抽胸腔积液。

6. 腹水

多见于肝硬化严重者或肝切除量大者。处理为补充人血白蛋白和利尿。

(四) 外科治疗进展

（1）小肝癌切除：早期诊断是早期切除的前提。在高危人群和体检人群中开展 AFP 及 B 超检测，使小肝癌数有显著增加，小肝癌或微小肝癌切除可有效改善预后，而术后发生肝衰竭的危险远较大肝癌小。

（2）难切部位肝癌切除：中央型肝癌，特别是Ⅳ段、Ⅷ段肝癌解剖位置特殊，近年来由于解剖技术不断提高，国内外均有较多报道。肿瘤侵犯腔静脉或肝门静脉主干而需做静脉补片或血管移植，对于肝功能良好或无肝硬化者，无血切肝法使手术过程更加从容、有效。

（3）复发性肝癌再切除：复发后再手术是延长无瘤生存的重要方法。对于转移至腹腔、肺等单个病灶，若条件允许，再切除能延长患者的生命，而肝功能差，病灶深藏或多个的复发肝癌，则采用射频、微波、冷冻或TACE、瘤内药物注射等方法，疗效确实，也简单易行。

（4）肝癌的二期切除：巨大肝癌无法切除经综合治疗缩小后的切除，称为肝癌的二期切除。有可能使大肝癌变小的方法为外科治疗，包括 HAL、OHAE、DDS 等，非手术治疗的方法包括 TACE、PEI、导向治疗等，目前临床上以 TACE 最为常用。术后病理结果表明，即使经过综合治疗肿瘤有所缩小，但仍有残瘤细胞生长，表明二期切除有其必要。目前肝癌二期切除率报道不一，主要原因在于对原发肿瘤可切除性的判断上尚缺乏统一的尺度，肝癌的二期切除虽能使部分中、晚期肝癌获得二期切除的机会，但应注重避免这一方法的盲目性应用和范围的扩大化，应有一个准确的、精细的判断。①巨大肝癌，只要包膜完整，无子灶，无血管瘤栓，肝功能代偿良好，即使靠近肝门部，也应首选一期手术，此类手术的手术死亡率和严重并发症发生率已降低至最低点，术后复发率也不一定比小肝癌高。②可切除性肝癌，只要边界清楚，无子灶，仍应首选一期切除，不必待 TACE 后再手术，以免部分患者失去根治切除机会，此处应将二期手术和术前 TACE 这两个概念区分开。③术前判断确为无法切除的巨大肝癌，首选 TACE。术中探查发现的无法切除肝癌可行微波固化、冷冻、多极射频等治疗。是否做肝动脉结扎、化疗栓塞，还是留待术后做 TACE 尚是一个值得对比研究的问题，但后者可反复进行是其优点。④TACE 有效的病例，肿瘤缩小后应不失时机地做二期切除。病理资料表明，约80%的患者 TACE 后瘤灶内存在生长活跃的癌组织，肝内外转移甚为常见。因此，TACE 仍属非根治性治疗方法，尚无法取代手术切除的地位。

（5）肝癌并发肝门静脉癌栓的外科治疗：近年来随着肝癌综合治疗水平的提高及手术技术的进步，对肝门静脉癌栓（PVTT）治疗的认识趋于更积极，部分患者经过以手术为主的多模式综合治疗，疗效也有大幅度的提高，明显延长了生存时间，改善了生活质量。肝癌并发 PVTT 的手术切除指征包括：① 患者一般情况较好，无明显心、肺、肾等重要脏器器质性病变；② 肝功能属于 Child-Pugh A 级或 B 级；③ 肝癌局限在半肝，无肝以外的转移；④ 估计切除原发灶的同时可一并切除主支癌栓或可经肝门静脉残断或切开主干能取净癌栓。

肝癌并发 PVTT 的 5 种切除方式：① 半肝切除，肝癌原发灶位于左或右半肝，将原发灶连同 PVTT 及其相应的肝门静脉一并切除；② 气囊导管法，类似 Fogarty 导管取栓法，暂时阻断肝门静脉主干，在肝门静脉侧壁上切一小口，从此小口中插入气囊导管，直至超过 PVTT 所在处，然后用匙刀吸引器刮、吸癌栓；③ 搭桥术，当 PVTT 侵及肝门静脉壁很难取出癌栓时，可连同 PVTT 所在的肝门静脉支一并切除，然后用自体髂外静脉在脐静脉和肝门静脉主干之间搭桥保持肝门静脉血流至肝；④ 肝门静脉端端吻合术，当 PVTT 位于肝段肝门静脉分支交叉口时，先暂时阻断肝门静脉主干及第一分支，切除 PVTT 所在的肝门静脉支，然后再行肝门静脉分支间端端吻合；⑤ 开窗术，肝门静脉主支或主干的癌栓，可暂时行全肝血流阻断，利用转流泵将肝门静脉和下腔静脉血流转流至腋静脉，纵行切开肝门静脉，取出 PVTT，最后连续缝合肝门静脉切口，这样行肝切除加 PVTT 切除出血很少。复旦大学肝癌研究所余业勤阐述了其采用的 PVTT 的切除方法：当行肝切除后，在十二指肠稍上方处，左手捏住肝门静脉主干，再开放肝门静脉分支残端，因肝门静脉腔压力较高，癌栓即成条成块地被排出。如癌栓堵塞很紧，需钳夹或用吸引器头插入腔内将其吸出，或用导管插入生理盐水缓缓冲吸。阻断肝门静脉的手指放松，见残端血流喷出呈扇形，提示癌栓已全部去除，缝合肝门静脉分支残端。术毕，以 B 超即时检测肝门静脉主干及分支，观察癌栓是否已完全清除干净，该方法简单可行，易于推广。

（6）肝癌伴肝静脉、下腔静脉癌栓的外科治疗：肝癌伴肝静脉癌栓并不如肝门静脉癌栓常见，但癌栓可通过肝静脉侵犯下腔静脉甚至右心房，因此肝静脉癌栓患者很容易产生继发性 Budd-Chiari 综合征、肺梗死或肺转移等。对 HVTT 患者，肝切除及癌栓的清除是唯一获得根治的希望，但只有一小部分有良好肝功能储备的患者能耐受手术切除。单纯癌栓清除可以防止肺栓塞或减轻癌栓引起的水肿、腹水等症状，但这样的手术效果短暂且有限，除非原发肿瘤能得到有效控制并能阻止癌栓进一步生长。即使手术能切除肿瘤及清除癌栓，预后依然很差，有报道认为术后预后与肝静脉癌栓的侵犯程度及是否伴有肝门静脉癌栓有关。手术技巧上，为控制出血及防止气栓形成，往往需行入肝或全肝血流阻断。复旦大学肝癌研究所吴志全等对手术进行改进，充分游离肝后，不阻断入肝血流或全肝血流，用手指控制肝上、下腔静脉血流，经肝静脉断端或下腔静脉切口取栓，术式简单，对肝功能影响小，效果较好。

（7）肝癌并发胆管癌栓的外科治疗：HCC 并发胆管癌栓的患者只要① 全身情况良好，无重要脏器严重功能障碍；② 肝功能基本正常，无腹水；③ 肝内病灶局限于一叶或半肝内，胆管癌栓非弥漫性；④ 无远处转移，应尽早争取施行手术。手术治疗原则是切除肝肿瘤，解除胆管梗阻和清除胆管癌栓。

（8）姑息性外科治疗：尽管外科手术切除对肝癌的效果值得鼓舞，但临床上不能切除者占大多数，因此，切除以外的外科治疗有重要地位。切除以外的外科治疗称为姑息性外科治疗，分经血管和经手术的局部治疗。经血管的有肝动脉结扎（HAL）、肝动脉插管药物灌注（HAI）、肝门静脉插管药物灌注（PVI）及其并发应用。经手术的局部治疗包括冷冻治疗、术中微波、术中射频、术中瘤内无水乙醇注射、氩氦刀等。姑息性外科治疗的远期疗效不仅不差甚至优于有残癌的姑息切除。综合和序贯治疗能够使一部分肝癌缩小，为今后的二期切除获得根治提供了机会。

（9）肝癌的微创治疗：随着医疗技术和设备的飞速发展，腹腔镜肝外科及经动脉栓塞化疗（CTA-CE）、射频毁损治疗（RFA）、经皮无水乙醇注射（PEI）、微波治疗（MCT）、外科冷冻和激光热消融（LTA）等肝癌局部治疗方法不断兴起，应用范围逐渐扩大，疗效不断提高，为外科治疗小肝癌提供了全新的微创外科手段，射频和微波都是有效安全的高温物理方法，对于小肝癌，尤其是伴有重度肝硬化的，或位于肝门区靠近大血管的小肝癌，疗效好且损伤小。对于大肝癌，术中反复多次并结合术后 TACE 应用，可提高疗效。RF 治疗方法应用时间短，有待今后进行深入研究。微波除热凝固效应外，还有增强机体免疫功能作用。氩氦刀冷冻是一种只在刀尖冷冻，刀柄保持常温，唯一可用氦气解冻的微创靶向冷冻仪器。刀尖在 60s 内温度降至 -140℃，借助氦气又可使温度急速升至 20～45℃，这种冷热逆转疗法对肿瘤摧毁更为彻底，并可调控肿瘤抗原，激活机体抗肿瘤免疫反应。氩氦刀冷冻治疗肝癌的适应证同微波和射频，术中冷冻对直径＞5cm者也有效。腹腔镜微创外科对周边型小肝癌切除是一种简便有效的方法，但因视野小，出血不易控制，临床上尚难常规应用。

第二节 继发性肝癌

一、临床表现

继发性肝癌的临床表现与原发性肝癌相似，但因无肝硬化，常较后者发展缓慢，症状也较轻。早期主要为原发灶的症状，肝本身的症状并不明显，大多在原发癌术前检查、术后随访或开腹探查时发现。随着病情发展，肿瘤增大，肝的症状才逐渐表现出来，如肝区痛、闷胀不适、乏力、消瘦、发热、食欲缺乏及上腹肿块等。晚期则出现黄疸、腹水、恶病质。也有少数患者（主要是来源于胃肠、胰腺等）肝转移癌的症状明显，而原发病灶隐匿不现。

二、实验室与影像学检查

（一）实验室检查

肝功能检查大多正常，肝炎病毒标志常阴性，血清碱性磷酸酶、乳酸脱氢酶、γ-谷氨酰转肽酶常升高，但无特异性。AFP检查常阴性，少数胃肠肿瘤肝转移AFP可阳性，但浓度常较低，大多不超过200mg/mL。消化道肿瘤特别是结直肠癌肝转移者，CEA被公认具有一定特异性诊断价值，阳性率达60%~70%。对结直肠癌术后定期随访及早发现肝转移具有重要意义。

（二）影像学检查

最常用者为超声显像。2cm以上肿瘤的检出率可达90%以上，但1cm以下肿瘤的检出率则较低，不超过25%；且容易漏诊、误诊，有时假阴性率超过50%。继发性肝癌在超声图像上表现为类圆形病灶，常多发。肿块较小时低回声多见，肿块大时则多为强回声，中心为低回声（"牛眼症"）。有时伴声影（钙化）。术中B超可发现直径 3~4mm 的极微小病灶，为目前最敏感的检查手段；并能帮助准确判断肿瘤与肝内主要管道（肝门静脉、肝静脉及肝管）的关系。CT检查敏感性高于超声，达 80%~90%。特别是肝动脉造影CT（CTAP）被公认是目前最敏感的检查手段之一，能检出直径仅 5mm 的病灶。表现为类圆形或不规则低密度病灶。注射造影剂后，病灶增强远不如原发性肝癌明显，仅病灶周围少许增强。MRI的敏感性为 64%~90%，对 < 1cm 微小病灶的检出率高于CT和B超。用 AMI-25、钆等增强 MRI 检查，可将敏感性提高到 96% 甚至 99%，并能检出直径 5mm 病灶，几乎可与 CTAP 媲美，而无侵入性。

三、诊断和鉴别诊断

（一）诊断

① 有肝外原发癌病史或证据；② 有肝肿瘤的临床表现，血清学检查 CEA 升高，而 AFP 阴性，HBsAg 阴性，影像学检查（B超、CT、MRI 等）发现肝内实质占位（常散在、多发），呈继发性肝癌征象；③ 原发癌术中或腹腔镜检查发现肝实质占位并经活检证实。亚临床继发性肝癌的诊断则较困难。原发癌术中仔细探查肝，必要时术中B超，术后定期复查血清 CEA 等并结合 B超、CT 等检查，有助于亚临床继发性肝癌的及早发现。

（二）鉴别诊断

（1）原发性肝癌：多有肝炎、肝硬化背景，AFP、乙型肝炎或丙型肝炎标志物常阳性，影像学检查肝内实质占位病灶常单发，有时并发肝门静脉癌栓。

（2）肝海绵状血管瘤：发展慢，病程长，临床表现轻。CEA、AFP 均阴性，乙型肝炎与丙型肝炎标志物常阴性，B超为强回声光团，内有网状结构，CT 延迟像仍为高密度，肝血池扫描阳性。

（3）肝脓肿：常有肝外（尤其胆管）感染病史，有寒战、高热、肝区痛、血白细胞总数及中性粒细胞数增多，B超、CT 可见液平，穿刺有脓液，细菌培养多阳性。

（4）肝上皮样血管内皮细胞瘤：是一种非常罕见的肝恶性肿瘤。其临床表现、血清学检查以及 B 超、CT 等影像学表现都与继发性肝癌相似，临床上鉴别非常困难。尤其是原发癌隐匿的继发性肝癌，只能靠穿刺活检鉴别。穿刺组织第Ⅷ因子相关抗原阳性是其特征，为鉴别诊断要点。

四、治疗

继发性肝癌的自然病程与原发癌的生物学特性及肝受侵范围相关。肝受侵范围越大，预后就越差。如结肠来源的继发性肝癌其孤立性、局限性和广泛性转移的中位生存期分别为 16.7、10.6 个月和 3.1 个月。胃癌肝转移的中位生存期 6.1 个月，乳腺癌来源者 6 个月，而胰腺癌来源者仅 2.4 个月。有学者统计未经切除的继发性肝癌中位生存期 5 个月。其中来自结直肠者 8 个月，来自胃者 3 个月，来自胰者 2.5 个月。很少有长期生存者。

近年来随着诊断水平的提高，肝外科技术的进步及肝动脉栓塞化疗、冷冻、微波、放射治疗、生物免疫治疗等多种治疗方法的综合应用，继发性肝癌的预后有了较大的改观。继发性肝癌的治疗主要有以下几种。

（一）手术切除

1. 适应证

①原发癌可以切除或已经切除；②肝转移灶单发或局限一叶，或虽侵犯二叶但肿瘤数目不超过 3 个；③术前详细检查无肝外转移灶；④患者全身情况尚可，无严重心、肺、脑疾病，肝功能、肾功能正常。

2. 手术切除方式

继发性肝癌的切除方式与原发性肝癌相似，主要根据肿瘤大小、数目、位置及患者全身情况而定。因继发性肝癌患者多无肝硬化，可以耐受较大范围的肝切除，术中肝门阻断时间可以延长，必要时可达 30~45min 而无大碍。但单发小肿瘤，只需行局部或肝段切除，并保持切缘（＞1cm）已够。因为扩大切除范围并不能改善预后，反而可能增加并发症甚至死亡的发生率。若肿瘤较大或局限性多发，局部或肝段切除不能保证一定切缘时，则行次肝叶或规则性肝叶切除。对身体条件好的年轻患者，若肿瘤巨大，必要时可行扩大肝叶切除。对根治性手术而言，术前详细的 B 超、CT 检查，必要时 CTAP 或术中 B 超以明确肿瘤大小、数目、位置、与肝门及肝内主要管道的关系，从而决定手术方式，力争做到安全、彻底。

3. 手术时机

继发性肝癌的手术是同期还是分期进行，意见不一。有的学者认为一旦发现肝转移即应立即手术，否则可能延误治疗；有的则认为继发性肝癌的预后主要与肿瘤的生物学特性有关，主张行分期手术。有学者的观点是：若原发癌术时肝转移灶可切除、患者能耐受，则行同期手术；反之，则待原发癌术后 1~4 个月行分期手术。因为短时间推迟手术，病情并不会出现大的变化。适当延期可有充分的时间进行全面检查、评估，明确肝转移灶数目、大小、位置、有无肝外转移等，从而采取最佳治疗方案。克服了同期手术难以发现肝内微小隐匿病灶或肝外转移灶而盲目手术的缺点。

4. 复发再切除

继发性肝癌术后复发是导致手术治疗失败、影响患者术后长期生存的重要因素。50%~70% 的结直肠癌肝转移患者术后 2 年内复发，20%~30% 的患者复发局限在肝内。复发后，手术切除仍是唯一可根治的手段。复发再切除的并发症、死亡率与第一次手术相似，1、3、5 年生存率可达（91±3）%、（55±5）% 及（40±7）%；而复发后未再手术者则极少长期生存。复发再切除的指征与第 1 次肝手术相同。据统计 10%~15% 的复发患者适合再切除。继发性肝癌复发再切除的逐步推广应用是近年继发性肝癌疗效进一步提高的重要原因之一。

5. 手术切除的疗效

近年来随着诊断及外科技术水平的不断提高，继发性肝癌的手术切除率由过去的 5% 提高到 20%~25%，手术死亡率则由过去的 10%~20% 降到 5% 甚或 2% 以下，生存期也明显延长。近年来围术期处理水平的提高、影像学技术（包括术中 B 超）的发展、肝外科技术的进步及复发再切除比例的增多是继发性肝癌手术效果提高的关键因素。

6. 影响手术疗效的因素

影响手术疗效的因素很多，如原发癌分期、转移癌数目、术前 CEA 水平、切缘、无瘤间期、输血多少等，但一直存有争议。一般认为，原发癌分期、转移瘤数目、切缘、无瘤间期是影响继发性肝癌手术疗效的重要因素。

原发癌 Dukes B 期、转移瘤数目不超过 3 个、切缘＞1cm、无瘤间期＞2 年者其手术疗效好于原发癌 C 期、转移瘤数目超过 3 个、切缘＜1cm、无瘤间期＜2 年者。

(二) 切除以外的局部治疗

虽然外科手术治疗是继发性肝癌的首选治疗方法，但适合手术治疗的只占一小部分，大部分患者发现时已无手术指征。近年肝动脉化疗栓塞、无水乙醇注射、冷冻、微波、生物治疗及中医中药等非手术治疗的发展和进步，特别是多种治疗方法的综合应用，延长了继发性肝癌患者的生存期，改善了他们的症状，也提高了他们的生活质量。

1. 肝动脉化疗栓塞

肝动脉化疗栓塞适用于肿瘤巨大、多发而不能切除或肿瘤能切除但患者不能耐受手术，或作为术后辅助治疗。可延缓肿瘤发展，延长生存期，但远期疗效仍不尽如人意。鉴于肝转移性肿瘤尤其周边主要由肝门静脉供血，单纯肝动脉化疗栓塞难以使肿瘤完全坏死，经肝动脉、肝门静脉双重化疗并选择性肝叶段栓塞有可能提高其疗效。常用的化疗栓塞药有氟尿嘧啶（5-FU）、丝裂霉素（MMC）、顺铂（CDDP）、表柔比星（ADM）及碘化油、吸收性明胶海绵等。

2. 瘤内无水乙醇注射

简便易行，对患者损伤小，有一定的疗效。主要适用于肿瘤直径＜5cm（最好＜3cm）、肿瘤数目不超过 4 个。

3. 冷冻、微波、激光

冷冻、微波、激光治疗在临床上也取得了一定的疗效。

4. 放射治疗

放射治疗能改善患者症状，延长生存期。

5. 生物治疗及中医中药治疗

细胞因子如白细胞介素 -2（IL-2）、干扰素（IFN）、肿瘤坏死因子（TNF）及过继细胞免疫治疗，如 LAK 细胞、TIL 细胞等均有增强机体免疫力和杀伤肿瘤细胞的效应。中医中药有调理机体抗病能力、扶正祛邪、改善症状、延缓生命的作用。

第三节　原发性肝肉瘤

一、肝血管肉瘤

　　最常见的肝间叶组织肿瘤，又名恶性血管内皮细胞瘤、血管内皮细胞肉瘤及库普弗细胞肉瘤。美国每年约有 25 例肝血管肉瘤报道，几乎均发生于成人，且常于 60 ~ 70 岁发病。部分与接触二氧化钍、氯乙烯、砷化物等致癌物有关。

　　肿瘤常为多中心发生，呈界限不清的出血性结节，结节大小自数毫米至数厘米，有时可见海绵状瘤样结构区。有时瘤结节为灰白色，弥漫散布于全肝内。肝血管肉瘤以常侵犯肝静脉为特征，形成肺、脾、脑等处的转移，转移灶常表现为出血性结节。血管肉瘤组织学特点为间变的内皮细胞沿血窦或毛细血管浸润性生长，细胞呈多层或乳头状排列突向窦腔。窦间仍可见肝细胞小梁的存在。瘤细胞长梭形，核大，浓染，核仁小，胞质嗜酸性，细胞周界不清，有瘤巨细胞形成。瘤组织常发生出血、坏死、纤维化。肝血管肉瘤与儿童期肝血管内皮瘤的区别在于细胞核的异型性、核分裂象较多见和瘤巨细胞的形成。

　　肝血管肉瘤最常见初始症状为腹痛和腹部不适，其他为腹部肿胀，进行性肝衰竭、体重降低、食欲缺乏和呕吐。由于肝血管肉瘤生长迅速，50%发现时已有远处转移，故预后较差。不能手术切除者大多发现后 6 个月内死亡，能手术切除者术后生存亦仅 1 ~ 3 年，大多死于复发。该病对放疗和化疗不敏感。

二、肝纤维肉瘤

　　发病年龄 30 ~ 73 岁，85% 为男性。症状大多非特异，可伴有严重低血糖，很少破裂出血。肿瘤可发生于肝包膜的间皮下层，因而梭形的肿瘤细胞类似腹膜的纤维恶性间皮瘤。据记载肝纤维肉瘤最大者重 7kg，切面灰白色，有坏死及出血灶，有时有囊性退行变。显微镜下为梭形细胞成束状交错排列，端尖，有胶原及网状纤维与肿瘤细胞混杂，胞核深染而细长，有分裂象。预后较差。

三、肝平滑肌肉瘤

多见于成人。症状有上腹肿块、腹痛、消瘦。源起于肝静脉者可引起Budd-Chiari综合征，位于肝流出道者比肝内者预后更差，源起于肝圆韧带者则比肝内者好。切面淡红色伴黄色坏死区及暗红色出血区。可见细长的梭形细胞束交叉排列，胞质轻微嗜酸性有纵纹，胞核深染细长，端钝，常见分裂象。免疫组织化学法对肿瘤的诊断很有帮助，Actin，HHF35呈胞质阳性；Vimentin常呈弥漫阳性；约1/3的肝平滑肌肉瘤Desmin阳性。电镜示肌纤丝、胞质内有致密小体及边缘致密斑。但电镜形态并不是诊断该肿瘤的必要条件。胃肠道和子宫平滑肌肉瘤常转移至肝形成转移性肝肉瘤肿瘤。原发性肝平滑肌肉瘤平均生存期20个月，手术切除后预后较好。

四、肝癌肉瘤

包含上皮组织和间叶组织的恶性成分，临床罕见，多伴有肝硬化。上皮和间叶组织恶变可混杂发生，也可单独同时发生于肝。

五、肝未分化肉瘤

也称为肝胚胎性肉瘤，主要发生于6~15岁少儿。发现时大多已达10~20cm，很少有包膜，分界清，质地软，切面呈囊性并可有胶冻样改变。镜下该肿瘤最基本组织学改变是肿瘤细胞呈胚胎间叶样分化特征，没有明确上皮性分化，瘤细胞呈长梭形、星形或纺锤形，轮廓不清，偶可见异形多核巨细胞形成，易见核分裂，间质为疏松的黏液样基质，有时可见囊性变。肿瘤细胞内外可见PAS阳性物，这些PAS阳性物为a-抗胰蛋白酶。50%肿瘤组织内有髓外造血，以及伴出血、坏死等。因该肿瘤分化程度幼稚，无论手术，还是化疗、放疗，患者常在1年内死亡。

六、原发性肝Kaposi肉瘤

极少见，继发性的多见于AIDS，肝内浸润是全身病变的一部分。

原发性肝肉瘤常无乙型肝炎背景，血清标志物与影像学检查亦无特征性改变。诊断有赖于病理。但如疑及血管肉瘤则应避免穿刺活检，以免引起致命出血。

治疗以手术切除为主，因多数发病时病灶较大、病变范围已广泛或有肝外转移，根治切除率低，化疗效果亦不敏感，肝动脉化疗栓塞可使部分病情得到控制。

第二章　胆管外科疾病

第一节　胆囊结石

一、临床表现

胆囊结石是指原发于胆囊内的结石，其病变程度有轻有重，有的可无临床症状，即所谓的无症状胆囊结石或安静的胆囊结石；有的可以引起胆绞痛或胆囊内、外的各种并发症。

从发病率来看，胆囊结石的发病在20岁以上便逐渐增高，45岁左右达到高峰，女性多于男性，男女发病率之比为1∶(1.9～3)。儿童少见，但近年来发病年龄有儿童化的趋势。

胆囊结石的成因迄今未完全明确，可能为综合因素引起。①代谢因素：正常胆囊胆汁中胆盐、磷脂酰胆碱、胆固醇按一定比例共存于稳定的胶态离子团中，当胆固醇与胆盐之比低于1∶13时，胆固醇沉淀析出，聚合成较大结石。②胆管感染：从胆结石核心中已培养出伤寒杆菌、链球菌、魏氏芽孢杆菌、放线菌等，可见细菌感染在胆结石形成中有着重要作用，细菌感染除引起胆囊炎外，其菌落、脱落上皮细胞等均可成为结石的核心，胆囊内炎性渗出物的蛋白成分也可成为结石的支架。③其他：胆囊管异常造成胆汁淤滞、胆汁pH过低、维生素A缺乏等，也都可能是结石的成因之一。

二、诊断

(一)病史要点

(1)诱因有饱餐、进油腻食物等病史。

(2)右上腹阵发性绞痛常是临床上诊断胆石症的依据，但症状可能不典型，不容易与其他原因引起的节率性疼痛鉴别，亦不易区别症状是来自胆囊还是胆管。

(3) 胃肠道症状恶性、呕吐、食后上腹饱胀、压迫感。

(4) 发热患者常有轻度发热，无畏寒，如出现高热，则表明已经有明显炎症。

(二) 查体要点

右上腹有不同程度的压痛及反跳痛，Murphy 征可呈阳性。如并发有胆囊穿孔或坏死，则有急性腹膜炎症状。

(三) 辅助检查

1. 血常规
白细胞和中性粒细胞轻度升高或正常。

2. B 超检查
B 超是第一线的检查手段，结果准确可靠，达 95% 以上。

(四) 鉴别诊断

胆囊炎胆石症急性发作期症状与体征易与胃十二指肠溃疡穿孔、急性阑尾炎 (尤其高位阑尾)、急性腹膜炎、胆道蛔虫病、右肾结石、心绞痛等相混淆，注意鉴别，辅以适当检查，多能区分。

三、治疗

(一) 一般治疗

卧床休息、禁食或饮食控制，忌油腻食物。

(二) 药物治疗

鹅去氧胆酸、熊去氧胆酸有一定疗效。

(三) 手术治疗

胆囊切除术是胆囊结石患者的首选治疗方法。腹腔镜胆囊切除术以最小的创伤切除了胆囊，而且没有违背传统的外科原则，符合现代外科发展的方向，已取代传统的开腹手术成为治疗胆囊结石的"金标准"。

（四）并发症

胆漏、术中及术后出血、胆管损伤、胆总管残余结石、残余小胆囊。

四、预后

部分患者饮食控制得当可以终身不急性发作。手术切除胆囊后对患者生活质量没有明显影响，部分患者有轻度腹泻等胃肠症状。

第二节　胆管闭锁

一、临床表现

一般将胆管闭锁分为肝内和肝外两型。肝内型者可见到小肝管排列不整齐、狭窄或闭锁。肝外型者为任何部位肝管或胆总管狭窄、闭锁或完全缺如。胆囊纤维化呈皱缩花生状物，内有少许无色或白色黏液。胆囊可缺如，偶尔也有正常胆囊存在。

胆管畸形可分为 3 型：① 胆管发育中断；② 胆管发育不良；③ 胆管闭锁。此种分类对指导临床，明确手术指征和估计预后，有一定的实用意义。

（一）胆管发育中断

肝外胆管在某一部位盲闭，不与十二指肠相通。盲闭的部位在肝管上段，则肝管下段和胆总管均缺；也有肝管、胆囊和胆总管上段均完整，盲闭部位在胆总管，仅其下段缺如。以上两种仅占 5% ~ 10% 病例。由于肝外胆管为一盲袋，内含胆汁，说明与肝内胆管相通，因此可以施行肝外胆管与肠道吻合术。

（二）胆管发育不良

炎症累及肝外胆管，使胆管上皮破坏，发生纤维性变，管腔发生狭窄，但未完全闭塞。有时这种病变可能逐渐好转，管腔增大，恢复通畅。有时炎症继续发展，使整个胆管系统完全阻塞，近年主张施行肝门肠管吻合术治疗这种病变。如果仔细解剖肝十二指肠韧带，并追踪至肝门区，可在此纤维结缔组织内发现有腔隙狭小的微细胆管，直径为 1 ~ 2mm 的发育不良胆管。

(三) 胆管闭锁

肝外胆管严重受累，胆管上皮完全损坏，全部结构发生纤维化，胆管完全消失。在肝十二指肠韧带及肝门区均无肉眼可见的腔隙管道，组织切片偶尔可见少量黏膜组织。此种病例是真正的胆管闭锁。

(四) 肝病变

肝病损与病期成正比，在晚期病例有显著的胆汁性肝硬化、肝大、质硬，呈暗绿色，表面有结节。肝穿刺组织在镜检下，主要表现为肝内胆小管增生，管内多为胆栓，门脉区积存大量纤维组织，肝细胞及毛细胆管内淤积胆汁，也可见到一些巨细胞性变，但不及新生儿肝炎为多。后者胆小管增生和胆栓均相对地少见。

二、诊断

(一) 并发畸形

胆管闭锁的并发畸形比其他先天性外科疾病的发生率为低，各家报道相差较大，在 7% ~ 32% 之间，主要是血管系统 (下腔静脉缺如，十二指肠前肝门静脉、异常的肝动脉)、消化道 (肠旋转不良)、腹腔内脏转位等。

胆管闭锁的典型病例，婴儿为足月产，在生后 1 ~ 2 周时往往被家长和医生视作正常婴儿，大多数并无异常，粪便色泽正常，黄疸一般在生后 2 ~ 3 周逐渐显露，有些病例的黄疸出现于生后最初几天，当时误诊为生理性黄疸。粪便变成棕黄、淡黄、米色，以后成为无胆汁的陶土样灰白色。但在病程较晚期时，偶可略现淡黄色，这是因胆色素在血液和其他器官内浓度增高而少量胆色素经肠黏膜进入肠腔掺入粪便所致。尿色较深，将尿布染成黄色。黄疸出现后，通常不消退，且日益加深，皮肤变成金黄色甚至褐色，可因搔痒而有抓痕，有时可出现脂瘤性纤维瘤，但不常见。个别病例可发生杵状指，或伴有发绀。肝大，质地坚硬。脾在早期很少扪及，如在最初几周内扪及增大的脾，可能是肝内原因，随着疾病的发展而产生门静脉高压。

在疾病初期，婴儿全身情况尚属良好，但有不同程度的营养不良，身长和体重不足。时常母亲叙述婴儿显得兴奋和不安，此兴奋状况可能与血清胆汁酸增加有关。疾病后期可出现各种脂溶性维生素缺乏现象，维生素 D 缺乏可伴发佝偻病串珠和阔大的骨骺。由于血流动力学状况的改变，部分动静脉短路和周围血管阻力降低，在心前区和肺野可听到高排心脏杂音。

(二) 实验室检查

现有的实验方法较多，但特异性均差。胆管闭锁时，血清总胆红素增高，结合胆红素的比例亦相应增高。碱性磷酸酶的异常高值对诊断有参考价值。γ - 谷氨酰转氨酶高峰值高于 300U/L，呈持续性高水平或迅速增高状态。5′ - 核苷酸酶在胆管增生越显著时水平越高，测定值 > 25U/L，红细胞过氧化氢溶血试验方法较为复杂，若溶血在 80% 以上者则属阳性。甲胎蛋白高峰值低于 40μg/mL，其他常规肝功能检查的结果均无鉴别意义。

(三) 早期诊断

如何早期鉴别阻塞性胆管疾病，是新生儿肝炎综合征，还是胆管闭锁，这是极为重要的。因为从当前的治疗成绩来看，手术时间在日龄 60d 以内者，术后胆汁排出率可达 82% ~ 90%，黄疸消退率 55% ~ 66%；如手术时间延迟，则成绩低下，术后胆汁排出率为 50% ~ 61%。由于患儿日龄的增加，肝内病变继续发展，组织学观察可见肝细胞的自体变性和肝内胆管系的损害，日龄在 60 ~ 100d 者小叶间胆管数显著减少，术后黄疸消退亦明显减少，由此可见早期手术的必要性。

但要做出早期诊断是个难题，必须在小儿内外科协作的体制下，对乳儿黄疸病例进行早期筛选，在日龄 30 ~ 40d 时期进行检查，争取 60d 以内手术，达到诊断正确和迅速的要求。对于黄疸的发病过程、粪便的色泽变化、腹部的理学检查，应做追迹观察，进行综合分析。目前认为下列检查有一定的诊断价值。

1. 血清胆红素的动态观察

每周测定血清胆红素，如胆红素量曲线随病程趋向下降，则可能是肝炎；若持续上升，提示为胆管闭锁。但重型肝炎并伴有肝外胆管阻塞时，亦可表现为持续上升，此时则鉴别困难。

2. 超声显像检查

若未见胆囊或见有小胆囊（1.5cm 以下），则疑为胆管闭锁。若见有正常胆囊存在，则支持肝炎。如能看出肝内胆管的分布形态，则更能帮助诊断。

3. 胆汁酸定量测定

最近应用于血纸片血清总胆汁酸定量法，胆管闭锁时血清总胆汁酸为 107～294μmol/L ，一般认为达 100μmol/L 都属淤胆，同年龄无黄疸对照组仅为 5～33μmol/L ，平均为 18μmol/L ，故有诊断价值。尿内胆汁酸亦为早期筛选手段，胆管闭锁时尿总胆汁酸平均为（19.93±7.53）μmol/L ，而对照组为（1.60±0.16）μmol/L ，较正常儿大 10 倍。

4. 胆管造影检查

ERCP 已应用于早期鉴别诊断，造影发现胆管闭锁有以下情况：① 仅胰管显影；② 有时可发现胰胆管合流异常，胰管与胆管均能显影，但肝内胆管不显影，提示肝内型闭锁。

新生儿肝炎综合征有下列征象：① 胰胆管均显影正常；② 胆总管显影，但较细。

5. 开腹探查

对病程已接近 2 个月而诊断依然不明者，应做右上腹切口探查，通过最小的操作而获得肝组织标本和胆管造影。如发现胆囊，做穿刺得正常胆汁，提示近侧胆管系统未闭塞，术中造影确定远端胆管系统。假如肝外胆管未闭塞，则做切取活检或穿刺活检，取自 2 个肝叶以利诊断。如遇小而萎陷的胆囊得白色胆汁时仍应试做胆管造影，因新生儿肝炎伴严重肝内胆汁淤积或肝内胆管缺如，均可见到瘪缩的胆囊。如造影显示肝外胆管细小和发育不良，但是通畅，则做活检后结束手术。假如胆囊闭锁或缺如，则解剖肝门区组织进行肝门肠管吻合术。

三、治疗

(一) 外科治疗

手术要求有充分的显露，做横切口，切断肝三角韧带，仔细解剖肝门区，切除纤维三角要紧沿肝面而不损伤肝组织，两侧要求到达肝门静脉分叉处。胆管重建的基本术式仍为单 Roux-en-Y 式空肠吻合术，亦可采用各种改良术式。术后应用广谱抗生素、去氢胆酸和泼尼松龙利胆，静脉营养等支持疗法。

术后并发症常威胁生命，最常见为术后胆管炎，发生率在 50%，甚至高达 100%。其发病机制最可能是上行性感染，但败血症很少见。在发作时肝组织培养亦很少得到细菌生长。有些学者认为这是肝门吻合的结果，阻塞了肝门淋巴外流，致使容易感染而发生肝内胆管炎。不幸的是每次发作加重肝损害，因而加速胆汁性肝硬化的进程。术后第 1 年较易发生，以后逐渐减少，每年 4～5 次至 2～3 次。应用氨基糖苷类抗生素 10～14d，可退热，胆流恢复，常在第 1 年内预防性联用抗生素和利胆药。另一重要并发症是吻合部位的纤维组织增生，结果胆汁停止，再次手术恢复胆汁流通的希望是 25%。此外，肝内纤维化继续发展，结果是肝硬化，有些病例进展为门静脉高压、脾功能亢进和食管静脉曲张。

(二) 术后的内科治疗

第 1 年要注意营养是很重要的，一定要有足量的胆流，饮食处方含有中链甘油三酸酯，使脂肪吸收障碍减少到最低限度和利用最高的热卡。需要补充脂溶性维生素 A、维生素 E 和维生素 K。为了改善骨质密度，每日给维生素 D_3，剂量 0.2mg/kg，常规给预防性抗生素，如氨苄西林、先锋霉素、甲硝唑等。利胆剂有苯巴比妥 3～5mg/（kg·d）或考来烯胺 2～4g/d。门静脉高压在最初几年无特殊处理，食管静脉曲张也许在 4～5 岁时自行消退，出血时注射硬化剂。出现腹水则预后差，经限制钠盐和利尿药等内科处理可望改善。

第三节　胆管肿瘤

一、胆囊良性肿瘤

(一) 概述

胆囊良性肿瘤少见，B 超上可见胆囊黏膜充盈缺损，偶尔在胆囊结石行胆囊切除术时也可发现。真正的腺瘤只占 4% 左右。胆囊息肉样病变（PLG）是来源于胆囊壁并向胆囊腔内突出或隆起的病变的总称，多为良性。一般分为以下两类。

1. 肿瘤性息肉样病变

包括腺瘤和腺癌。腺瘤性息肉可呈乳头状或非乳头状，为真性的肿瘤，可单发或多发，有时可充满胆囊腔，可并发慢性胆囊炎及胆囊结石。此外，如血管瘤、脂肪瘤、平滑肌瘤、神经纤维瘤等均属罕见。

2. 非肿瘤性息肉样病变

大部分为此类。常见的如炎性息肉、胆固醇息肉、腺瘤性增生等。胆固醇性息肉最常见，不是真正的肿瘤，直径常在 1cm 以内，并有蒂，常为多发性；炎症性息肉可单发或多发，直径常＜1cm，常并发有慢性胆囊炎及胆囊结石。此外，腺肌增生或腺肌瘤属胆囊的增生性改变，可呈弥漫性或局限性改变，其特点是过度增生的胆囊黏膜上皮向增厚的肌层陷入形成。其他如黄色肉芽肿、异位胃黏膜或胰组织等，也均罕见。

(二) 诊断

1. 病史要点

胆囊良性肿瘤的主要症状与慢性胆囊炎相似，有上腹部疼痛不适、消化不良表现。胆囊颈部息肉影响胆汁排泄时，可有胆囊肿大、积液。

2. 查体要点

一般无阳性体征，有时可扪及胀大的胆囊。

3. 辅助检查

（1）常规检查：B 超检查可检出胆囊息肉的位置、大小、根有无蒂等情况，但对病变的性质难以确定。

（2）其他检查：CT 检查对较小的胆囊息肉诊断价值不大，但对肝、胰腺有较高的分辨率。

4. 诊断标准

胆囊息肉样病变在以往临床诊断较为困难，随着 B 超检查的普及，诊断不难。

（三）治疗

1. 一般治疗

息肉直径大小＜ 0.5cm，无症状、多发、生长速度不快者，可随诊观察。

2. 手术治疗

一般行腹腔镜胆囊切除，除非术前已高度怀疑是胆囊癌。

对胆囊息肉是否手术有不同意见。一般认为：① 息肉大小及增长快慢，直径＞ 1cm 的或短期内增大迅速者恶性可能性大，＜ 0.5cm 可随诊观察；② 数目，多发者常为胆固醇息肉等非肿瘤性息肉样病变，腺瘤或癌多为单发；③ 形状，乳头状、蒂细长者多为良性，不规则、基底宽或局部胆囊壁增厚者，应考虑恶性；④ 部位，腺肌性增生好发胆囊底部，位于胆囊体部又疑为恶性息肉样病变者，易浸润肝，应采取积极态度治疗；⑤ 症状，有症状者考虑手术治疗；⑥ 年龄，＞ 50 岁的患者。

二、胆囊癌

（一）概述

胆囊癌较少见，预后极差。胆囊癌与胆囊结石的发生率间有一定的关系，胆囊癌多发生于 50 岁以上的中、老年患者，女性多于男性，80% 以上的患者并发有胆囊结石。

胆囊癌多发生于胆囊体或底部。80% 为腺癌，可分为浸润型和乳头状型两类。组织学上胆囊癌可直接浸润周围脏器，亦可经淋巴道、血液循环、神经、胆管等途径转移及腹腔内种植。

按病变侵犯范围可将胆囊癌分为 5 期。Ⅰ期，黏膜内原位癌；Ⅱ期，侵犯黏膜和肌层；Ⅲ期，侵犯胆囊壁全层；Ⅳ期，侵犯胆囊壁全层并周围淋巴结转移；Ⅴ期，侵及肝和（或）转移至其他脏器。

（二）诊断

1.病史要点

胆囊癌缺乏特异性临床症状，早期诊断困难，有时在施行胆囊切除术时偶然发现。多数被误诊为胆囊炎、胆石症。出现右上腹痛、右上腹包块或贫血等症状时病情常已属晚期。胆囊癌的临床症状有中上腹及右上腹疼痛不适、消化不良、嗳气、食欲缺乏、黄疸和体重减轻等。常并发有胆囊结石病史5年以上；不并发胆囊结石的胆囊癌患者，病程多较短，常在6个月左右。黄疸往往是晚期表现。胆囊癌的转移早而广泛，最常见的是引起肝外胆管梗阻、进行性肝衰竭及肝的广泛转移。如癌肿侵犯十二指肠，可出现幽门梗阻症状。

2.查体要点

晚期常有黄疸、右上腹部硬块、体重下降。

3.辅助检查

（1）常规检查

①肿瘤标记物：胆囊癌患者常有血清 CEA 升高，但在早期诊断无价值。

②B 超：诊断准确率达 75% ~ 82%，为首选检查方法。

（2）其他检查

① CT：CT 扫描对胆囊癌的敏感性为 50%，对早期胆囊癌的诊断不如 B 超。如果肿瘤侵犯肝或肝门、胰头淋巴结转移，多能在 CT 下显示。

②彩色多普勒血流显像：占位内异常的高速动脉血流信号是胆囊原发性恶性肿瘤区别于良性肿块的重要特征。

③细胞学检查：细胞学检查法有直接取活检或抽取胆汁查找癌细胞两种。阳性率虽不高，但结合影像学检查方法，仍可对半数以上胆囊癌患者做出诊断。

（三）治疗

1.放化疗

胆囊癌对各种化疗药物均不敏感，很难观察其疗效，多用于术后辅助治疗。放疗仅作为一种辅助手段应用于手术后或已无法切除的病例。

2.手术治疗

手术切除是胆囊癌的唯一有效的治疗，但结果令人失望。

（1）胆囊切除术：若癌肿仅侵犯至黏膜层或肌层者，单纯行完整胆囊切除术已达根治目的，可不必再行第二次根治性手术。但位于胆囊颈、胆囊管的隐匿性胆囊癌，无论其侵犯至胆囊壁的哪一层，均应再次行肝十二指肠韧带周围淋巴结清扫术。

（2）胆囊癌的根治手术：根治术的范围主要包括胆囊切除、肝部分切除和淋巴结清扫。应清扫肝十二指肠韧带的淋巴结，必要时还应清扫胰十二指肠上、胰头后淋巴结。

（3）胆囊癌的姑息性手术：对于无法根治的晚期胆囊癌病例，手术原则为减轻痛苦，提高生活质量。

三、胆管癌

（一）概述

胆管癌包括肝门部胆管、肝总管、胆总管区域内的原发性癌肿，约占尸检查的 0.01%～0.85%。60 岁以上多见。男性稍多，男女之比约为 3∶2。

本病病因至今尚不清楚，有 16%～30% 的胆管癌患者伴有胆结石；先天性胆总管囊肿患者胆管癌发生率高；胆管良性乳头状瘤可转变为胆管癌，原发性硬化胆管炎并发溃疡性结肠炎者发生胆管癌的比例高；胆管血吸虫病也是病因之一。

胆管癌患者 1/3～1/4 并发有结石。根据癌肿部位常分为肝门部（上部）胆管癌（Klatskin 肿瘤）、胆管中部癌及胆管下端癌。肝门部胆管癌系指左、右肝管主干及其与肝总管汇合部的癌肿，占胆管癌的 1/3～1/2，多发生于左肝管，癌肿常向对侧肝管及肝总管浸润。胆管中部癌多位于胆囊管、肝总管、胆总管三者交接处。胆管下端癌主要指胆总管下端癌，多归于壶腹部肿瘤。三者在临床病理、手术治疗方法、预后上均有一定的差别。

(二)诊断

1. 病史要点

其临床表现主要为伴有上腹部不适的进行性黄疸、食欲缺乏、消瘦、瘙痒等。如并发胆结石及胆管感染，可有发冷、发热等，且有阵发性腹痛及隐痛。当肿瘤来源于一侧肝管时，早期可不出现黄疸，直至肿瘤延伸至肝总管或对侧肝管时，才出现明显的阻塞性黄疸。黄疸一般进展较快，呈进行性加重。

2. 查体要点

检查可见肝大、质硬、胆囊不肿大；如为胆总管下端部，则可扪及肿大的胆囊；如肿瘤破溃出血，可有黑粪或粪便潜血试验阳性、贫血等表现。

3. 辅助检查

(1) 常规检查

① B 超：可显示肝内胆管扩张、肝门部肿块，肝外胆管不扩张，胆囊不肿大。

② CT 检查：也有与 B 超相同的效果。

对于一侧的肝管的肿瘤，早期时尚未引起梗阻性黄疸时，B 超及 CT 检查仅能发现一侧的肝内胆管扩张。

(2) 其他检查

① ^{99m}Tc-HIDA 放射核素扫描：可以鉴别阻塞性黄疸是来源于肝外胆管阻塞或肝内胆汁淤积。

② PTC：是最直接而可靠的诊断方法。患者的肝内胆管扩张，PTC 的成功率高，如果穿刺后未能立即施行手术或血清总胆红素在 171μmol/L 以上者，应行 PTCD 以暂时引流胆管，改善黄疸。

③ ERCP/MRCP：可了解胆管情况。

④ 血管造影：选择性动脉造影可显示胆管癌本身的血管情况，经皮肝穿刺肝门静脉造影（PTP）可了解肝门静脉是否受累。

⑤ 腹腔镜检查：可直观了解肿瘤的位置、大小、形态，以及探查肿瘤与周围血管等组织的关系，尤其可以病理活检，了解肿瘤的良恶性。

（三）治疗

1. 一般治疗

术前准备同一般阻塞性黄疸。

2. 手术治疗

手术方法的选择。

（1）中、下部胆管癌切除术：中、下部胆管癌比肝门部及乳头部癌少见。目前多数学者为其手术方式是胰十二指肠切除术。中下部癌无法切除者，可用姑息性方法。

（2）上段胆管癌的手术治疗：根据 Bimuth-Corlett 分型，上段胆管癌分四型。Ⅰ型，肿瘤位于肝总管，未侵犯左、右肝管汇合部；Ⅱ型，肿瘤侵犯汇合部，未侵犯左或右肝管；Ⅲa 型，已侵犯右肝管；Ⅲb 型，已侵犯左肝管；Ⅳ型，同时侵犯左、右肝管。其中Ⅰ、Ⅱ型可行肝外胆管、胆囊切除术的同时做区域淋巴结清扫、肝门胆管与空肠 Roux-en-Y 吻合术；Ⅲ型以上的病变，则需要在上述术式的基础上再附加左肝叶或右肝叶部分切除术；Ⅳ型者则需行扩大根治切除，包括左半肝或右半肝切除。

（3）肝门部胆管癌姑息性手术：胆肠内引流术是首选的姑息手术方法。原则是胆肠吻合口应尽量远离病灶，不能行内引流者常用扩张癌性狭窄后放置尽可能粗而较硬的 T 形管、U 形管或内支撑导管。

非手术置管引流常用的方法为 PTCD，也可经 PTCD 窦道扩大后放置内支撑管。

第三章　胃、十二指肠疾病

第一节　胃癌

胃癌是我国最常见的恶性肿瘤之一，死亡率居恶性肿瘤首位。胃癌多见于男性，男女之比约为 2∶1。平均死亡年龄为 61.6 岁。

一、病因

尚不十分清楚，与以下因素有关。

(一) 地域环境

地域环境不同，胃癌的发病率也大不相同，发病率最高的国家和最低的国家之间相差可达数十倍。

(二) 饮食因素

饮食因素是胃癌发生的最主要原因。具体因素如下所述。

(1) 含有致癌物：如亚硝胺类化合物、真菌毒素、多环烃类等。

(2) 含有致癌物前体：如亚硝酸盐，经体内代谢后可转变成强致癌物亚硝胺。

(3) 含有促癌物：如长期高盐饮食破坏了胃黏膜的保护层，使致癌物直接与胃黏膜接触。

(三) 化学因素

(1) 亚硝胺类化合物：多种亚硝胺类化合物均致胃癌。自然界存在的亚硝胺类化合物不多，但合成亚硝胺的前体物质亚硝酸盐和二级胺却广泛存在。亚硝酸盐及二级胺在 pH 1~3 或细菌的作用下可合成亚硝胺类化合物。

（2）多环芳烃类化合物：最具代表性的致癌物质是3，4-苯并芘。污染、烘烤及熏制的食品中3，4-苯并芘含量增高。3，4-苯并芘经过细胞内粗面内质网的功能氧化酶活化成二氢二醇环氧化物，并与细胞的 DNA、RNA 及蛋白质等大分子结合，致基因突变而致癌。

（四）幽门螺杆菌

幽门螺杆菌（Hp）感染率高的国家和地区常有较高的胃癌发病率，且随着 Hp 抗体滴度的升高胃癌的危险性也相应增加。Hp 感染后是否发生胃癌与年龄有关，儿童期感染 Hp 发生胃癌的危险性增加；而成年后感染多不足以发展成胃癌。Hp 致胃癌的机制有如下提法：① 促进胃黏膜上皮细胞过度增生；② 诱导胃黏膜细胞凋亡；③Hp 的代谢产物直接转化胃黏膜；④Hp 的 DNA 转换到胃黏膜细胞中致癌变；⑤Hp 诱发同种生物毒性炎症反应，这种慢性炎症过程促使细胞增生和增加自由基形成而致癌。

（五）癌前疾病和癌前病变

这是两个不同的概念，胃的癌前疾病指的是一些发生胃癌危险性明显增加的临床情况，如慢性萎缩性胃炎、胃溃疡、胃息肉、胃黏膜巨大皱襞症、残胃等；胃的癌前病变指的是容易发生癌变的胃黏膜病理组织学变化，但其本身尚不具备恶性改变。现阶段得到公认的是不典型增生。不典型增生的病理组织学改变主要是细胞的过度增生和丧失了正常的分化，在结构和功能上部分地丧失了与原组织的相似性。不典型增生分为轻度、中度和重度3级。一般而言重度不典型增生易发生癌变。不典型增生是癌变过程中必经的一个阶段，这一过程是一个谱带式的连续过程，即正常→增生→不典型增生→原位癌→浸润癌。

此外，遗传因素、免疫监视机制失调、癌基因（如 C-met，K-ras 基因等）的过度表达和抑癌基因（如 p53、APC、MCC 基因等）突变、重排、缺失、甲基化等变化都与胃癌的发生有一定的关系。

二、临床表现

(一) 症状

早期患者多无症状，以后逐渐出现上消化道症状，包括上腹部不适、心窝部隐痛、食后饱胀感等。胃窦癌常引起十二指肠功能的改变，可以出现类似十二指肠溃疡的症状。如果上述症状未得到患者或医生的充分注意而按慢性胃炎或十二指肠溃疡病处理，患者可获得暂时性缓解。随着病情的进一步发展，患者可逐渐出现上腹部疼痛加重、食欲减退、消瘦、乏力等；若癌灶浸润胃周血管则引起消化道出血，根据患者出血速度的快慢和出血量的大小，可出现呕血或黑粪；若幽门被部分或完全梗阻则可致恶心与呕吐，呕吐物多为隔宿食和胃液；贲门癌和高位小弯癌可有进食哽噎感。此时虽诊断容易但已属于晚期，治疗较为困难且效果不佳。因此，外科医生对有上述临床表现的患者，尤其是中年以上的患者应细加分析，合理检查以避免延误诊断。

(二) 体征

早期患者多无明显体征，上腹部深压痛可能是唯一值得注意的体征。晚期患者可能出现：上腹部肿块、左锁骨上淋巴结肿大、直肠指诊在直肠前凹触到肿块、腹水等。

三、诊断

胃镜和 X 线钡剂检查仍是目前诊断胃癌的主要方法，胃液脱落细胞学检查现已较少应用。此外，利用连续病理切片、免疫组化、流式细胞分析、RT-PCR 等方法诊断胃癌微转移也取得了一些进展，本节也将做一简单介绍。

(一) 纤维胃镜

纤维胃镜优点在于可以直接观察病变部位，且可以对可疑病灶直接钳取小块组织做病理组织学检查。胃镜的观察范围较大，从食管到十二指肠都可以观察及取活检。检查中利用刚果红、亚甲蓝等进行活体染色可提高早期胃癌的检出率。若发现可疑病灶应进行活检，为避免漏诊，应在病灶的四周钳取 4~6 块组织，不要集中一点取材或取材过少。

(二) X 线钡剂检查

X 线钡剂检查通过对胃的形态、黏膜变化、蠕动情况及排空时间的观察确立诊断，痛苦较小。近年随着数字化胃肠造影技术逐渐应用于临床，影像更加清晰，分辨率大为提高，因此 X 线钡剂检查仍是目前胃癌的主要诊断方法之一。其不足是不能取活检，且不如胃镜直观，对早期胃癌诊断较为困难。进展期胃癌 X 线钡剂检查所见与 Borrmann 分型一致，即表现为肿块(充盈缺损)、溃疡(龛影)或弥漫性浸润(胃壁僵硬、胃腔狭窄等)3 种影像。早期胃癌常需借助于气钡双重对比造影。

(三) 影像学检查

影像学检查常用的有腹部超声、超声内镜(EUS)、多层螺旋 CT(MSCT)等。这些影像学检查除了能了解胃腔内和胃壁本身(如超声内镜可将胃壁分为 5 层对浸润深度做出判断)的情况外，主要用于判断胃周淋巴结，胃周器官肝、胰及腹膜等部位有无转移或浸润，是目前胃癌术前 TNM 分期的首选方法。分期的准确性普通腹部超声为 50%，EUS 与 MSCT 相近，在 76% 左右，但 MSCT 在判断肝转移、腹膜转移和腹膜后淋巴结转移等方面优于 EUS。此外，MSCT 扫描三维立体重建模拟内镜技术近年也开始用于胃癌的诊断与分期，但尚需进一步积累经验。

(四) 胃癌微转移的诊断

胃癌微转移的诊断主要采用连续病理切片、免疫组化、反转录聚合酶链反应(RT-PCR)、流式细胞术、细胞遗传学、免疫细胞化学等先进技术，检测淋巴结、骨髓、周围静脉血及腹腔内的微转移灶，阳性率显著高于普通病理检查。胃癌微转移的诊断可为医生判断预后、选择术式、确定淋巴结清扫范围、术后确定分期及建立个体化的化疗方案提供依据。

四、治疗

(一) 手术治疗

手术治疗是胃癌最有效的治疗方法。胃癌根治术应遵循以下 3 点要求：① 充分切除原发癌灶；② 彻底清除胃周淋巴结；③ 完全消灭腹腔游离癌细胞和微小转移灶。胃癌的根治度分为 3 级。A 级，D > N，即手术切除的淋巴结站别大于已有转移的淋巴结站别；切除胃组织切缘 1cm 内无癌细胞浸润。B 级，D=N，或切缘 1cm 内有癌细胞浸润，也属于根治性手术。C 级，仅切除原发灶和部分转移灶，有肿瘤残余，属于非根治性手术。

1. 早期胃癌

20 世纪 50 ~ 60 年代曾将胃癌标准根治术定为胃大部切除加 D_2 淋巴结清除术，小于这一范围的手术不列入根治术。但是多年来经过多个国家的大宗病例的临床和病理反复实践与验证，发现这一原则有所欠缺，并由此提出对某些胃癌可行缩小手术，包括缩小胃的切除范围、缩小淋巴结的清除范围和保留一定的脏器功能。这样使患者既获得了根治又有效地减小了手术的侵袭，提高了手术的安全性和手术后的生存质量。常用的手术方式有：① 内镜或腔镜下黏膜切除术，适用于黏膜分化型癌，隆起型 < 20mm、凹陷型（无溃疡形成）< 10mm。该术式创伤小但切缘癌残留率较高，达 10%。② 其他手术，如根据病情可选择各种缩小手术，常用的有腹腔镜下或开腹胃部分切除术、保留幽门的胃切除术、保留迷走神经的胃部分切除术和 D_1 手术等，病变范围较大的则应行 D_2 手术。早期胃癌经合理治疗后黏膜癌的 5 年生存率为 98.0%、黏膜下癌为 88.7%。

2. 进展期胃癌

根治术后 5 年生存率一般在 40% 左右。对局限性胃癌未侵犯浆膜或浆膜为反应型、胃周淋巴结无明显转移的患者，以 D_2 手术为宜。局限型胃癌已侵犯浆膜、浆膜属于突出结节型，应行 D_2 手术或 D_3 手术。N2 阳性时，在不增加患者并发症的前提下，选择 D_3 手术。一些学者认为扩大胃周淋巴结清除能够提高患者术后 5 年生存率，并且淋巴结的清除及病理学检查对术后的正确分期、正确判断预后、指导术后监测和选择术后治疗方案都有重要的价值。

3. 胃癌根治术

胃癌根治术包括根治性远端或近端胃大部切除术和全胃切除术 3 种。根治性胃大部切除术的胃切断线依胃癌类型而定，Borrmann Ⅰ型和 BorrmannⅡ型可少一些、Borrmann Ⅲ型则应多一些，一般应距癌外缘 4～6cm 并切除胃的 3/4～4/5；根治性近端胃大部切除术和全胃切除术应在贲门上 3～4cm 切断食管；根治性远端胃大部切除术和全胃切除术应在幽门下 3～4cm 切断十二指肠。以 L 区胃癌，D_2 根治术为例说明远端胃癌根治术的切除范围：切除大网膜、小网膜、横结肠系膜前叶和胰腺被膜；清除 N_1 淋巴结 3、4d、5、6 组；N_2 淋巴结 1、7、8a、9、11p、12a、14v 组；幽门下 3～4cm 处切断十二指肠；距癌边缘 4～6cm 切断胃。根治性远端胃大部切除术后消化道重建与胃大部切除术后相同。根治性近端胃大部切除术后将残胃与食管直接吻合，要注意的是其远侧胃必须保留全胃的 1/3 以上，否则残胃将无功能。根治性全胃切除术后消化道重建的方法较多，常用的有两种。① 食管空肠 Rcmx-en-Y 法：应用较广泛并在此基础上演变出多种变法。② 食管空肠襻式吻合法：常用 Schlatter 法，也有多种演变方法。全胃切除术后的主要并发症有食管空肠吻合口瘘、食管空肠吻合口狭窄、反流性食管炎、排空障碍、营养性并发症等。

4. 扩大胃癌根治术与联合脏器切除术

扩大胃癌根治术是指包括胰体、胰尾及脾在内的根治性胃大部切除术或全胃切除术。联合脏器切除术是指联合肝或横结肠等脏器的切除术。联合脏器切除术损伤大、生理干扰重，故不应作为姑息性治疗的手段，也不宜用于年老体弱，心、肺、肝、肾功能不全或营养、免疫状态差的患者。

5. 姑息手术

其目的有二：一是减轻患者的癌负荷；二是解除患者的症状，如幽门梗阻、消化道出血、疼痛或营养不良等。术式主要有以下几种：① 姑息性切除，即切除主要癌灶的胃切除术；② 旁路手术，如胃空肠吻合术；③ 营养造口，如空肠营养造口术。

（二）化学治疗

胃癌对化疗药物有低度至中度的敏感性。胃癌的化疗可于术前、术中和术后进行，本节主要介绍常用的术后辅助化疗。术后化疗的意义在于在外科手术的基础上杀灭亚临床癌灶或脱落的癌细胞，以达到降低或避免术后复发、转移的目的。目前对胃癌术后化疗的疗效仍存在较大的争议，一些荟萃分析显示术后化疗患者的生存获益较小。

1. 适应证

（1）根治术后患者：早期胃癌根治术后原则上不必辅以化疗，但具有下列一项以上者应辅助化疗，即癌灶面积 $> 5cm^2$、病理组织分化差、淋巴结有转移、多发癌灶或年龄 < 40 岁。进展期胃癌根治术后无论有无淋巴结转移，术后均需化疗。

（2）非根治术后患者：如姑息性切除术后、旁路术后、造口术后、开腹探查未切除及有癌残留的患者。

（3）不能手术或再发的患者：要求患者全身状态较好、无重要脏器功能不全。4 周内进行过大手术、急性感染期、严重营养不良、胃肠道梗阻、重要脏器功能严重受损、血白细胞低于 3.5×10^9/L、血小板低于 80×10^9/L 等不宜化疗。化疗过程中如出现上述情况也应终止化疗。

2. 常用化疗方案

已证实胃癌化疗联合用药优于单一用药。临床上常用的化疗方案及疗效如下。

（1）FAM 方案：由氟尿嘧啶（5-FU）、多柔比星（ADM）和丝裂霉素（MMC）三药组成，用法，5-FU（600 mg/m^2），静脉滴注，第 1、8、29、36日；ADM 30mg/m^2，静脉注射，第 1、29 日；MMC 10mg/m^2，静脉注射，第 1 日。每 2 个月重复 1 次。有效率为 21%～42%。

（2）UFTM 方案：由替加氟/尿嘧啶（UFT）和 MMC 组成，用法，UFT 600mg/d，口服；MMC 6～8mg，静脉注射，每周 1 次。以上两药连用 8 周，有效率为 9%～67%。

（3）替吉奥（S-1）方案：由替加氟（FT）、吉莫斯特（CDHP）和奥替拉西钾三药按一定比例组成，前者为 5-FU 前体药物，后两者为生物调节剂。用法为 40mg/m^2，每日 2 次，口服；6 周为 1 个疗程，其中用药 4 周，停药 2周。有效率为 44.6%。

近年胃癌化疗新药如紫杉醇类（多西他赛，docetaxel）、拓扑异构酶Ⅰ抑制药（伊立替康，Irinotecan）、口服氟化嘧啶类（卡培他滨，Capecitabine）、第三代铂类（奥沙利铂，Oxaliplatin）等备受关注，含新药的化疗方案呈逐年增高趋势，这些新药单药有效率 > 20%，联合用药疗效更好，可达 50% 以上。此外，分子靶向药物联合化疗也在应用和总结经验中。

（三）放射治疗

胃癌对放射线敏感性较低，因此多数学者不主张术前放疗。因胃癌复发多在癌床和邻近部位，故术中放疗有助于防止胃癌的复发。术中放疗的优点为：① 术中单次大剂量（20～30Gy）放射治疗的生物学效应明显高于手术前、后相同剂量的分次照射；② 能更准确地照射到癌复发危险较大的部位，即肿瘤床；③ 术中可以对周围的正常组织加以保护，减少放射线的不良反应。术后放疗仅用于缓解由狭窄、癌浸润等所引起的疼痛及对残癌处（非黏液细胞癌）银夹标志后的局部治疗。

（四）免疫治疗

生物治疗在胃癌综合治疗中的地位越来越受到重视。主要包括：① 非特异性免疫增强剂，临床上应用较为广泛的主要有卡介苗、短小棒状杆菌、香菇多糖等；② 过继性免疫制剂，属于此类的有淋巴因子激活的杀伤细胞（LAK）、细胞毒性 T 细胞（CTL）等及一些细胞因子，如白细胞介素 -2（IL-2）、肿瘤坏死因子（TNF）、干扰素（IFN）等。

（五）中药治疗

中药治疗是通过"扶正"和"驱邪"来实现的，如人参、黄芪、六味地黄丸等具有促进骨髓有核细胞及造血干细胞的增生、激活非特异性吞噬细胞和自然杀伤细胞、加速 T 淋巴细胞的分裂、诱导产生干扰素等"扶正"功能。再如健脾益肾冲剂具有清除氧自由基的"祛邪"功能。此外，一些中药可用于预防和治疗胃癌化疗中的不良反应，如恶心、呕吐、腹胀、食欲缺乏，白细胞、血小板减少和贫血等。

（六）基因治疗

基因治疗主要有抑癌基因治疗、自杀基因治疗、反义基因治疗、核酶基因转染治疗和基因免疫治疗等。虽然这些治疗方法目前多数还仅限于动物实验，但正逐步走向成熟，有望将来成为胃癌治疗的新方法。

第二节　十二指肠良性肿瘤

一、十二指肠腺瘤

十二指肠腺瘤是常见的十二指肠良性肿瘤，约占小肠良性肿瘤的 25%。从其发源可分为 Brunner 腺瘤和息肉样腺瘤两种。

（一）Brunner 腺瘤

Brunner 腺瘤系十二指肠黏液腺（Brunner 腺）腺体增生所致，故有学者认为它并非真正的肿瘤。该腺体位于十二指肠黏膜下层，可延伸至黏膜固有层，其导管通过 Lieberkuhn 腺陷窝开口于十二指肠腔，分泌含黏蛋白的黏液和碳酸氢盐。此腺体绝大多数位于十二指肠球部，降部和水平部依次减少。

Brunner 腺瘤有 3 种类型：① 腺瘤样增生最多见，为单个瘤样物突出肠腔内，有蒂或无蒂，质较硬，呈分叶状；② 局限性增生，表面呈结节状，多位于十二指肠乳头上部；③ 弥漫性结节增生，呈不规则的多发性小结节，分布于十二指肠的大部分。

Brunner 腺瘤显微镜下所见无明显包膜，由纤维组织、平滑肌分隔成大小不等的小叶结构，可见腺泡、腺管和潘氏细胞，故认为属错构瘤，极少恶变。

1.临床表现

十二指肠 Brunner 腺瘤常无明显临床症状，当肿瘤生长到一定程度可出现上腹部不适、饱胀、疼痛或梗阻，约 45% 病例有上消化道出血，以黑粪为主，伴贫血，少有呕血。

2. 诊断

十二指肠 Brunner 腺瘤常由上消化道辅助检查发现十二指肠黏膜下隆起性病变，而获得临床诊断，最后确诊常依赖病理组织检查。

常用辅助检查手段为钡剂或气钡双重造影和十二指肠镜。前者见球后有圆形充盈缺损或呈光滑的"空泡征"，若为弥漫性结节样增生，则呈多个小充盈缺损，如鹅卵石样改变。十二指肠镜则可见肿瘤位于黏膜下，向肠腔内突出，质较硬，黏膜表面有炎症、糜烂，偶见溃疡，行活体组织病理检查时必须取材较深方能诊断。

3. 治疗

理论上 Brunner 腺瘤属错构瘤性质，很少恶变，加之有学者认为 Brunner 腺瘤系胃酸分泌过多的反应。因而认为可经药物治疗消退，或长期追踪，但因于术前很难对 Brunner 腺病定性，而且腺瘤发展到一定大小常致出血、贫血等，因此绝大多数学者认为仍应手术治疗，特别是对单个或乳头旁局限性增生的腺瘤应予切除。处理方法如下。

（1）肿瘤小且蒂细长者可经内镜切除。

（2）肿瘤较大，基底较宽应经十二指肠切除。

（3）球部肿瘤直径＞3cm，基底宽，切除后十二指肠壁难以修复者，可行胃大部切除。

（4）肿瘤位于乳头周围，引起胆、胰管梗阻或疑有恶变经快速病理检查证实者，应做胰头十二指肠切除。

（二）十二指肠腺瘤性息肉

十二指肠腺瘤多属此类。源于十二指肠黏膜腺上皮，有别于 Brunner 腺瘤。由于腺瘤的结构形态不同，表现各异，预后亦有较大的差异。目前按腺瘤不同结构和形态将其分为 3 类：① 绒毛状腺瘤，腺瘤内有大量上皮从管腔黏膜表面突起，呈绒毛状或乳头状，表面如菜花样，基底部质软、易出血，恶变率高达 63%，临床较少见；② 管状腺瘤，较多见，肿瘤多数较小、有蒂、质较硬，肿瘤内以管腔为主，少见绒毛状上皮，恶变率较低，约 14%；③ 管状绒毛状腺瘤，其形状结构和恶变率居前两者之间。

1. 临床表现

早期多无症状，肿瘤发展到一定大小则可有上腹部不适、隐痛等胃十二指肠炎表现。较长病史者可出现贫血，粪便隐血阳性，其中尤以绒毛状腺瘤表现突出。位于乳头部腺瘤可因阻塞胆总管而致黄疸，或诱发胰腺炎。较大的肿瘤可致十二指肠梗阻，但较罕见。

2. 诊断

同其他十二指肠肿瘤诊断方法一样，依赖于十二指肠低张造影和十二指肠镜检查，前者表现为充盈缺损；后者则可见向肠腔突起的肿块、呈息肉样或乳头状，病理学检查常可明确诊断。

B 超及 CT 等检查对诊断较大的腺瘤也有一定参考价值。

值得注意的是：十二指肠腺瘤可伴发于家族性息肉、Gardner 综合征等，因而对十二指肠腺瘤做出诊断的同时，应了解结肠等其他消化道有无腺瘤存在。

3. 治疗

十二指肠腺瘤被认为是十二指肠腺癌的癌前期病变，恶变率高。因此，一旦诊断确定应争取手术治疗。具体方法如下。

（1）经内镜切除：适用于单发、较小、蒂细长、无恶变可能的腺瘤。蒂较宽、肿瘤较大则不宜采用。应注意电灼或圈套切除易发生出血和穿孔。切除后复发率为 28% ~ 43%，故应每隔 6 个月行内镜复查，1 ~ 2 年后每年复查 1 次。

（2）经十二指肠切除：适用于基底较宽、肿瘤较大经内镜切除困难者。乳头附近的肿瘤亦可采用此法。切除后同样有较高的复发率，要求术后内镜定期随访。

手术方法是切开十二指肠侧腹膜（kocher 切口），游离十二指肠，用双合诊方法判断肿瘤部位和大小，选定十二指肠切开的部位，纵向切开相应部位侧壁至少 4cm，显露肿瘤并切取部分肿瘤行术中快速病理切片检查。如肿瘤位于乳头附近，则经乳头逆行插管以判断肿瘤与乳头和胆管的关系，如有黄疸则应切开胆总管，经胆管内置管以显露十二指肠乳头。注意切除肿瘤时距瘤体外周 0.3 ~ 0.5cm 切开黏膜，于肌层表面游离肿瘤。乳头附近肿瘤常要求连同瘤和乳头一并切除，因而应同时重做胆胰管开口。其方法是：在胆管开口前壁切断 Oddi 括约肌，用两把蚊式钳夹住胆管和胰管开口相邻处，在两钳之间切开约 0.5cm，分别结扎缝合，使胆、胰管出口形成一共同通道，细丝线间断缝合十二指肠黏膜缘与胆、胰管共同开口处的管壁，分别于胆管和胰管内插入相应大小的导管，以保证胆汁、胰液引流通畅，亦可切开胆总管，内置 T 管，下壁穿过胆管十二指肠吻合口达十二指肠，胰管内置管，经 T 形管引出体外，缝合十二指肠切口，肝下置引流，将胃肠减压管前端置入十二指肠。本法虽然术后胆胰管开口狭窄、术后胰腺炎、十二指肠瘘等并发症较少，但切除范围有限。

（3）胃大部切除：适用于球部腺瘤，蒂较宽，周围有炎症，局部切除后肠壁难以修复者。

（4）胰头十二指肠切除：适用于十二指肠乳头周围单个或多发腺瘤，或疑有恶变者。十二指肠良性肿瘤是否应行胰头十二指肠切除术尚有争议。

二、其他十二指肠良性肿瘤

（一）十二指肠血管瘤（肉瘤）

血管瘤以上见于空肠与回肠，十二指肠少见，通常来自黏膜下血管丛。多数为很小的息肉状肿瘤，呈红色或紫血色，向肠腔内突出，可单发，也可多发，可呈局限性生长，也可弥漫性分布。可分为 3 型：① 毛细血管瘤，无包膜，呈浸润性生长，在肠黏膜内呈蕈状突起的鲜红色或仅呈暗红色或紫红色斑；② 海绵状血管瘤，由扩张的血窦构成，肿瘤切面呈海绵状；③ 混合型血管瘤，常并发出血，在诊断与治疗上均感棘手。极少数血管瘤可恶变为血管肉瘤。

血管肉瘤（hemangiosarcoma）亦来自十二指肠的血管组织，除了能转移外，临床表现与血管瘤相似，但血管肉瘤的血管丰富，易向黏膜生长而形成溃疡与出血。

（二）十二指肠纤维瘤（肉瘤）

纤维瘤（fibroma）好发于回肠黏膜，十二指肠纤维瘤很少见，常为单发，也可多发。由肠黏膜纤维组织发生的良性肿瘤，也可发生在黏膜下、肌层、浆膜下。外观呈结节状，有包膜、界限清楚的肿瘤，切面呈灰白色，可见编织状的条纹，质地韧。镜下由胶原纤维和纤维细胞构成，其间是血管和其周围少量疏松的结缔组织。瘤组织内纤维排列成索状，纤维间含有血管的细胞，一般不见核分裂象。纤维肉瘤（fibrosarcoma）镜下瘤细胞大小不一，呈梭形或圆形，分化程度差异很大，瘤细胞核大深染，核分裂象多见，生长快，预后不佳。术后易复发。

临床表现：主要症状为腹痛、恶心、呕吐、食欲缺乏、消瘦等，偶可发生梗阻与出血。

十二指肠肿瘤可引起严重并发症，少数可发生恶变，故一旦确诊，应以手术治疗为主。切除率一般可达98%以上，切除方案应根据病灶所在十二指肠的部位、大小、形态、肿瘤的类型而定，一般肿瘤较小，且距十二指肠乳头有一定的距离时，可行局部肠壁楔形切除，或局部摘除，有学者主张经十二指肠将肿瘤做黏膜下切除；肿瘤较大或多发性者，可行部分肠段切除术；肿瘤累及壶腹部或有恶变倾向时，应行部分十二指肠切除术。术中一定要注意将切除的肿瘤标本送冷冻切片检查，才能根据病理结果确定切除的范围。对十二指肠小的、单发的、带蒂的良性肿瘤可在内镜下用圈套器切除，或用微波、激光凝固摘除。

第三节　十二指肠恶性肿瘤

一、十二指肠腺癌

十二指肠腺癌是指起源于十二指肠黏膜的腺癌。占十二指肠恶性肿瘤的65%左右，占全消化道肿瘤的0.3%，占小肠恶性肿瘤的25%~45%。好发于50~70岁，男性稍多于女性。

（一）病因病理

目前对十二指肠腺癌的病因不甚清楚。胆汁和胰液中分泌出来的可能是致癌原的一些物质如石胆酸等二级胆酸对肿瘤的形成起促进作用。十二指肠腺癌与下列疾病有关：家族性息肉病、Gardner 和 Turcot 综合征、Von

Recklinghausen 综合征、Lynch 综合征、良性上皮肿瘤如绒毛状腺瘤等。

根据癌瘤发生的部位可将十二指肠腺癌分为壶腹上段、壶腹段 (不包括发生于胰头、壶腹本身及胆总管下段的癌) 及壶腹下段。以发生于壶腹周围者最多，约占 50%。其次为壶腹下段，壶腹上段最少。

十二指肠癌大体形态分为息肉型、溃疡型、环状溃疡型和弥漫浸润型，以息肉型多见，约占 60%，溃疡型次之。镜下所见多属乳头状腺癌或管状腺癌，位于十二指肠乳头附近以息肉型乳头状腺癌居多，其他部位多为管状腺癌，呈溃疡型或环状溃疡型，溃疡病灶横向扩展可致十二指肠环形狭窄。

(二) 分期

临床分期为第 I 期，肿瘤局限于十二指肠壁；第 II 期，肿瘤已穿透十二指肠壁；第 III 期，肿瘤有区域淋巴结转移；第 IV 期，肿瘤有远处转移。

(三) 临床表现

早期症状一般不明显，或仅有上腹不适、疼痛、无力、贫血等。其症状、体征与病程的早晚及肿瘤部位有关。根据文献统计现将常见症状、体征罗列如下。

1. 疼痛

多类似溃疡病，表现为上腹不适或钝痛，进食后疼痛并不缓解，有时疼痛可向背部放射。

2. 厌食、恶心、呕吐

此类消化道非特异性症状在十二指肠腺癌的发生率为 30% ~ 40%，如呕吐频繁，呕吐内容物多，大多是由于肿瘤逐渐增大堵塞肠腔，引起十二指肠部分或完全梗阻所致。呕吐内容物是否含有胆汁可判别梗阻部位。

3. 贫血、出血

贫血、出血为最常见症状，其出血主要表现为慢性失血，如粪便隐血阳性、黑粪；大量失血则可呕血。

4. 黄疸

黄疸系肿瘤阻塞壶腹所致，此种肿瘤引起黄疸常因肿瘤的坏死、脱落而使黄疸波动，常见于粪便隐血阳性后黄疸也随之减轻；另外，黄疸常伴有腹痛。以上两点有别于胰头癌常见的进行性加重的无痛性黄疸。

5. 体重减轻

此种症状亦较常见，但进行性体重下降常预示治疗效果不佳。

6. 腹部包块

肿瘤增长较大或侵犯周围组织时，部分病例可扪及右上腹包块。

（四）诊断、鉴别诊断

由于本病早期无特殊症状、体征，故诊断主要依赖于临床辅助检查，其中十二指肠低张造影和纤维十二指肠镜是术前确诊十二指肠肿瘤的主要手段。

十二指肠低张造影是首选的检查方法，如行气钡双重造影可提高诊断率。因癌肿形态不同，其 X 线影像有不同特征，一般可见部分黏膜粗、紊乱或皱襞消失，肠壁僵硬。亦可见息肉样充盈缺损、龛影、十二指肠腔狭窄。壶腹部腺癌与溃疡引起的壶腹部变形相似，易误诊。十二指肠纤维内镜检查窥视第 3、4 段困难，故可能遗漏诊断。临床可采用超长内镜或钡剂弥补其不足。镜下见病变部位黏膜破溃，表面附有坏死组织。如见腺瘤顶部黏膜粗糙、糜烂，应考虑癌变，对可疑部位需取多块组织行病理检查，以免漏诊。

B 超、超声内镜和 CT 检查可见局部肠壁增厚，并可了解肿瘤浸润范围、深度、周围区域淋巴结有无转移，以及肝等腹内脏器情况。

对上述检查仍未能确诊者，行选择性腹腔动脉和肠系膜上动脉造影，有助于诊断。

由于发生在壶腹部癌可原发于十二指肠壁黏膜、胰管或胆管，而来源部位不同其预后可能不同，因此，Dauson 和 Cormolly 对肿瘤产生的黏蛋白进行分析来提示肿瘤组织来源，唾液黏蛋白来自真正的壶腹的肿瘤是胆管上皮和十二指肠黏膜的特征，中性黏蛋白是 Brunner 腺特征性分泌蛋白；硫酸黏蛋白则主要由胰管产生。

需与十二指肠腺癌相鉴别的疾病繁多，但根据主要临床征象不同，考虑不同疾病的鉴别：① 表现为梗阻性黄疸者，需与其鉴别的常见疾病有胰头癌、胆管癌、胆管结石、十二指肠降部憩室等；② 表现为呕吐或梗阻者，则需与十二指肠结核、溃疡病幽门梗阻、环状胰腺、肠系膜上动脉综合征相鉴别；③ 消化道出血者，需与胃、肝胆系、结肠、胰腺、右肾和腹膜后等肿瘤相鉴别；④ 上腹隐痛者，需与溃疡病、胆石症等相鉴别。

（五）治疗

现对几种常用术式及注意事项介绍如下。

1. 胰头十二指肠切除术

十二指肠腺癌手术时，淋巴结转移率为 50%～65%，尽管很多医者认为淋巴结阳性并不影响术后生存率，但胰头十二指肠切除因其能广泛清除区域淋巴结而备受推崇。随着手术技巧的提高和围术期管理的加强，胰头十二指肠切除术后死亡率降至 10% 以下。胰头十二指肠切除术包括保留幽门和不保留幽门两种基本术式，应根据肿瘤所在部位和生长情况加以选择。但应注意的是：十二指肠腺癌行胰头十二指肠切除术后较之胰腺或胆管病变行胰头十二指肠切除有更高的并发症发生率，如胰漏等，其机制可能与软胰结构（soft texture）即胰腺质地正常、胰管通畅有关。一般认为，原发十二指肠癌行胰头十二指肠切除术应注意下列各点：① 采用套入式法的胰空肠端端吻合为好。特别是胰管不扩张者更为适宜。② 十二指肠肿瘤侵及胰腺钩突部机会较少。因此，处理钩突部时在不影响根治的原则下，可残留薄片胰腺组织贴附于肝门静脉，较有利于手术操作；另外，分离其与肝门静脉和肠系膜上静脉间细小血管支时，不可过度牵拉，避免撕破血管或将肠系膜上动脉拉入术野将其损伤。肝门静脉保留侧的血管支需结扎牢固，采用缝合结扎更加妥善。③ 不伴梗阻性黄疸者，胆胰管常不扩张。因此，经胆管放置细 T 形管引流，其横臂一端可经胆肠吻合口放入旷置的空肠祥内，另一端放在近侧胆管，有助于减少胆肠、胰肠吻合口瘘的发生。④ 伴有营养不良、贫血、低蛋白血症者，除考虑短期 TPN 治疗外，术中宜于空肠内放置饲食管（经鼻或行空肠造口置管）备术后行肠内营养，灌注营养液或（和）回收的消化液如胆、胰液等，颇有助于术后患者的恢复。⑤ 对高龄或伴呼吸系统疾病者，应行胃造口术。⑥ 术后应加强防治呼吸系统并发症，尤其是肺炎、肺不张等，采用有效的抗生素，鼓励咳嗽和床上活动等措施。

2.节段性十二指肠管切除术

本术式选择适当，能达到根治性切除的目的，其5年生存率不低于胰头十二指肠切除术的效果，且创面小，并发症少，手术死亡率低。此术式主要适用于水平部、升部早期癌，术前及术中仔细探查，必须确定肠壁浆膜无浸润，未累及胰腺，区域淋巴结无转移。充分游离十二指肠外侧缘，切断十二指肠悬韧带，游离十二指肠水平部和升部，切除包括肿瘤在内的十二指肠段及淋巴引流区域组织，在肠系膜上血管后方将空肠远侧端拉至右侧，与十二指肠降部行端端吻合。若切除较广泛，不可能将十二指肠行端端吻合时，也可行Roux-en-Y，即空肠、十二指肠和空肠、空肠吻合术。

3.乳头部肿瘤局部切除术

对肿瘤位于乳头部的高龄患者或全身情况欠佳不宜行胰头十二指肠切除术者，可行乳头部肿瘤局部切除术。手术要点为：① 纵行切开胆总管下段，探查并明确乳头及肿瘤的部位。通过胆总管切口送入乳头部的探条顶向十二指肠前壁做标志，在其上方1cm处切开做一长5cm的纵行切口，也可做横行切口，在肠腔内进一步辨认乳头和肿瘤的关系。② 在十二指肠后壁乳头肿瘤上方，可见到胆总管的位置，在牵引线支持下，距肿瘤约1cm处切开十二指肠后壁和胆总管前壁，并用细纯丝线将两者的近侧切端缝合，其远侧切端亦予以缝合作牵引乳头部肿瘤。用相同的方法，距肿瘤1cm的周边行边切开边缝合十二指肠后壁和胆总管，直至将肿瘤完整切除。在12~3时钟位方向可见胰管开口，分别将其与胆总管和十二指肠后壁缝合，在切除肿瘤的过程中，小出血点可缝扎或用电凝止血。切除肿瘤后，创面需彻底止血。③ 经胰管十二指肠吻合口置一口径适宜、4~5cm长的细硅胶管，纳入胰管内支撑吻合口，并用可吸收缝线将其与胰管缝合一针固定。经胆总管切口置T管，其横壁一端置入近侧肝管，另一端伸向并通过胆总管十二指肠吻合口，入十二指肠腔内，起支撑作用。横行缝合十二指肠前壁切口和胆总管切口，T形管从后者引出。④ 切除胆囊，放置腹腔引流管关腹。⑤ 乳头部肿瘤局部切除，不仅要求完整切除肿瘤，而且边缘不残留肿瘤组织，应行冷冻切片检查协助诊断。⑥ 在完成胆总管、胰管与十二指肠后壁吻合之后，如果已放置T形管，可不必再行胆总管十二指肠侧侧吻合术。但应保留T形管3~6个月或以上。⑦ 术后应加强预防胰瘘、胆瘘、胰腺炎和出血等并发症。使用生长抑素、H2 受体阻滞药等。编者曾有 1 例十二指肠乳头部腺癌经局部切除后 3 年复发，再次手术局部切除后共生存近 5 年。

4. 胃大部分切除术

对十二指肠球部的早期癌，病灶靠近幽门可采用本术式。注意切缘必须距肿瘤 2cm 以上，不要误伤周围重要结构。

放疗、化疗对十二指肠腺癌无显著疗效，个别报道化疗能延长存活时间，可在术中或术后配合使用。

(六) 预后

十二指肠腺癌总的预后比胰头癌与胆总管下段癌好。其手术切除率 70% 以上，根治性切除后 5 年生存率为 25%～60%。但不能切除的十二指肠癌预后差，生存时间一般为 4～6 个月，几乎无长期生存病例。而十二指肠癌根据发生的部位不同其预后亦有差异，一般认为发生于十二指肠第 3、4 段的腺癌预后比发生于第 1、2 段者预后好，其原因认为有如下 3 点：① 生物学特征不同，第 3、4 段肿瘤生物学特征表现为中肠特性而第 1、2 段表现为前肠特性；② 第 3、4 段肿瘤临床发现常相对较早，即使肿瘤虽已突破固有肌层，但常不侵犯周围器官而仅侵及周围脂肪组织；③ 第 3、4 段腺癌由于可行肠段切除而手术死亡率低。有很多资料显示，十二指肠腺癌预后与淋巴结阳性与否、肿瘤浸润的深度、组织学分化程度及性别等无关。但有胰腺等侵犯，被认为是导致局部复发和致死的原因。

二、十二指肠类癌

类癌（carcinoid）是消化道低发性肿瘤，仅占消化道肿瘤的 0.4%～1.8%，而十二指肠类癌发病率更低，仅占全胃肠类癌的 1.3%，占小肠类癌的 5%。十二指肠第二段多见，第一段次之。

(一) 临床表现

十二指肠类癌一方面有十二指肠肿瘤的共同表现，如黑粪、贫血、消瘦、黄疸或十二指肠梗阻症状；另一方面由于类癌细胞分泌多种具有生物活性的物质，如 5-HT、血管舒张素、组胺、前列腺素、生长抑素、胰高糖素、胃泌素等，当这些生物活性物质进入血液循环时，尤其是类癌肝转移时这些生物活性物质直接进入体循环，可出现类癌综合征，表现为发作性面、颈、上肢和躯干上部皮肤潮红和腹泻等。腹泻严重时有脱水、营养不良、支气管哮喘，甚至出现水肿、右侧心力衰竭等。

但应注意的是：个别绒毛管状腺瘤患者也可分泌 5- 羟色胺（Serotonin），使 5-HIAA（5-Hyaroxyindo-leaceticacid、5- 轻基吲哚乙酸）升高，从而产生中肠（midgut）型类癌症。

（二）诊断

胃肠钡剂造影和纤维十二指肠镜检查有助于诊断，但 X 线和镜检所见有时难以与腺癌鉴别，需行活体组织病理检查。

测定 24h 尿 5-HI AA 排出量是目前诊断类癌和判定术后复发的重要依据之一。类癌患者排出量超过正常 $1 \sim 2$ 倍，类癌综合征患者排出量更高。

B 型超声和 CT 检查主要用于诊断有无肝或腹腔淋巴转移灶。

（三）治疗

以手术治疗为主。局部切除适用于＜ 1cm、远离十二指肠乳头的肿瘤，如肿瘤较大呈浸润性发生，或位于十二指肠乳头周围，应行胰头十二指肠切除术。

对类癌肝转移，可在切除原发灶同时切除转移灶。肝内广泛转移者可行肝动脉结扎或栓塞治疗。

类癌综合征病例可用二甲麦角新碱和磷酸可待因控制症状，前者易引起腹膜后纤维化。腹泻难以控制可用对氯苯丙氨酸，每日 4.0g，但可能引起肌肉痛和情绪低落。

第四节 急性胃扭转

一、概述

胃扭转不常见，其急性型发展迅速，诊断不易，常延误治疗；而其慢性型的症状不典型，也不易及时发现，故有必要对胃扭转有一扼要的了解。

二、病因学

(一) 新生儿胃扭转

新生儿胃扭转是一种先天性畸形，可能与小肠旋转不良有关，使胃脾韧带或胃结肠韧带松弛而致胃固定不良。多数可随婴儿生长发育而自行矫正。

(二) 成人胃扭转

多数存在解剖学因素，在不同的诱因激发下而致病。胃的正常位置主要依靠食管下端和幽门部的固定，肝胃韧带和胃结肠韧带、胃脾韧带也对胃大、小弯起了一定的固定作用。较大的食管裂孔疝、膈疝、膈膨出及十二指肠降段外侧腹膜过度松弛，使食管裂孔处的食管下端和幽门部不易固定。此外，胃下垂和胃大、小弯侧的韧带松弛或过长等，均是胃扭转发病的解剖学因素。

(三) 疾病因素

急性胃扩张、急性结肠气胀、暴饮暴食、剧烈呕吐和胃的逆蠕动等可以成为胃的位置突然改变的动力，故常是促发急性型胃扭转的诱因。胃周围的炎症和粘连可牵扯胃壁而使其固定于不正常位置而出现扭转，这些病变常是促发慢性型胃扭转的诱因。

三、临床表现

急性胃扭转起病较突然，发展迅速，其临床表现与溃疡病急性穿孔、急性胰腺炎、急性肠梗阻等急腹症颇为相似，与急性胃扩张有时不易鉴别。起病时均有骤发的上腹部疼痛，程度剧烈，并牵涉至背部。常伴频繁呕吐和暖气，呕吐物中不含胆汁。如为胃近端梗阻，则为干呕。此时拟放置胃肠减压管，常不能插入胃内。体检见上腹膨胀而下腹平坦。如扭转程度完全，梗阻部位在胃近端，则有上述上腹局限性膨胀、干呕和胃管不能插入的典型表现。如扭转程度较轻，临床表现很不典型。腹部 X 线平片常可见扩大的胃阴影，内充满气体和液体。由于钡剂不能服下，胃肠 X 线检查在急性期一般帮助不大，急性胃扭转常在手术探查时才能明确诊断。

慢性胃扭转多系部分性质，也无梗阻，可无明显症状，或其症状较为轻微，类似溃疡病或慢性胆囊炎等慢性病变。胃肠钡剂检查是重要的诊断方法。系膜轴扭转型的 X 线表现为双峰形胃腔，即胃腔有 2 个液平面，幽门和贲门处在相近平面。器官轴扭转型的 X 线表现有胃大、小弯倒置和胃底液平面不与胃体相连等。

四、治疗

急性胃扭转必须施行手术治疗，否则胃壁血液循环可受到障碍而发生坏死。如能成功地插入胃管，吸出胃内气体和液体，待急性症状缓解和进一步检查后再考虑手术治疗。在切开腹腔时，首先看到的大都是横结肠系膜后面绷紧的胃后壁。由于解剖关系的紊乱及膨胀的胃壁，外科医师常不易认清其病变情况。此时宜通过胃壁的穿刺将胃内积气和积液抽尽，缝合穿刺处，再进行探查。在胃体复位以后，根据所发现的病理变化，如膈疝、食管裂孔疝、肿瘤、粘连带等，予以切除或修补等处理。如未能找到有关的病因和病理机制者，可行胃固定术，即将脾下极至胃幽门处的胃结肠韧带和胃脾韧带致密地缝到前腹壁腹膜上，以防扭转再度复发。

部分胃扭转伴有溃疡或葫芦形胃等病变者，可行胃部分切除术，病因处理极为重要。

术前要注意水、电解质失衡的纠正。术后应持续进行胃肠减压数天。

第五节　急性胃扩张

一、临床表现

大多起病缓慢，迷走神经切断术者常于术后第 2 周开始进流质饮食后发病。主要症状有腹胀、上腹或脐周隐痛，恶心和持续性呕吐。呕吐物为浑浊的棕绿色或咖啡色液体，呕吐后症状并不减轻。随着病情的加重，全身情况进行性恶化，严重者可出现脱水、碱中毒，并表现为烦躁不安、呼吸急促、手足抽搐、血压下降和休克。突出的体征为上腹膨胀，可见毫无蠕动的胃轮廓，局部有压痛，叩诊过度回响，有振水音。脐右偏上出现局限性包块，外观隆起，触之光滑而有弹性、轻压痛，其右下边界较清，此为极度扩张的胃窦，称"巨胃窦症"，乃是急性胃扩张特有的重要体征，可作为临床诊断的有力佐证。

本病可因胃壁坏死发生急性胃穿孔和急性腹膜炎。

二、诊断

根据病史、体征，结合实验室检查和腹部 X 线征象，诊断一般不难。手术后发生的胃扩张常因症状不典型而与术后一般胃肠症状相混淆造成误诊。此外，应和肠梗阻、肠麻痹鉴别，肠梗阻和肠麻痹主要累及小肠，腹胀以腹中部明显，胃内不会有大量积液和积气，抽空胃内容物后患者也不会有多大好处，X 线平片可见多个阶梯状液平。

实验室检查可发现血液浓缩、低血钾、低血氯和碱中毒。立位腹部 X 线片可见左上腹巨大液平面和充满腹腔的特大胃影及左膈肌抬高。

三、治疗

暂时禁食，放置胃管持续胃肠减压，纠正脱水、电解质紊乱和酸碱代谢平衡失调。低血钾常因血浓缩而被掩盖，应予注意。病情好转 24h 后，可于胃管内注入少量液体，如无潴留，即可开始少量进食。如无好转则应手术。过度饱餐所致者，胃管难以吸出胃内容物残渣或有十二指肠梗阻及已产生并发症者亦应手术治疗。手术方式一般以简单有效为原则，如单纯胃切开减压、胃修补及胃造口术等。胃壁坏死常发生于贲门下及胃底近贲门处，由于坏死区周围炎症水肿及组织菲薄，局部组织移动性较差，对较大片坏死的病例，修补或造口是徒劳无益的，宜采用近侧胃部分切除加胃食管吻合术为妥。

四、并发症

急性胃扩张可因胃壁坏死发生急性胃穿孔和急性腹膜炎。

当胃扩张到一定程度时，胃壁肌肉张力减弱，使食管与贲门、胃与十二指肠交界处形成锐角,阻碍胃内容物的排出,膨大的胃可压迫十二指肠,并将系膜及小肠挤向盆腔。因此,牵张系膜上动脉而压迫十二指肠,造成幽门远端的梗阻,唾液、胃、十二指肠液和胰液、肠液的分泌亢进,均可使大量液体积聚于胃内,加重胃扩张。扩张的胃还可以机械地压迫肝门静脉,使血液淤滞于腹腔内脏,亦可压迫下腔静脉,使回心血量减少,最后可导致周围循环衰竭。由于大量呕吐、禁食和胃肠减压引流,可引起水和电解质紊乱。

五、预后

近代外科在腹部大手术后多放置胃管,术后多变换体位,注意水、电解质及酸碱平衡,急性胃扩张发生率及死亡率已大为降低。

第六节 溃疡性幽门梗阻

一、临床表现

(一)呕吐

呕吐是幽门梗阻的突出症状,其特点是:呕吐多发生在下午或晚上,呕吐量大,一次可达 1L 以上,呕吐物为郁积的食物,伴有酸臭味,不含胆汁。呕吐后感觉腹部舒服,因此患者常自己诱发呕吐,以缓解症状。

(二)胃蠕动波

腹部可隆起的胃型,有时见到胃蠕动波,蠕动起自左肋弓下,行向右腹,甚至向相反方向蠕动。

(三)振水音

扩张内容物多,用手叩击上腹时,可闻及振水音。

(四)其他

尿少、便秘、脱水、消瘦,严重时呈现恶病质。口服钡剂后,钡剂难以通过幽门。胃扩张、蠕动弱、有大量空腹潴留液，钡剂下沉，出现气、液、钡三层现象。

二、诊断

有长期溃疡病史的患者和典型的胃潴留及呕吐症状，必要时进行 X 线或胃镜检查，诊断不致困难。需要与下列疾病相鉴别。

（1）活动期溃疡所致幽门痉挛和水肿有溃疡病疼痛症状，梗阻为间歇性，呕吐虽然很剧烈，但胃无扩张现象，呕吐物不含宿食。经内科治疗梗阻和疼痛症状可缓解或减轻。

（2）胃癌所致的幽门梗阻病程较短，胃扩张程度较轻，胃蠕动波少见。晚期上腹可触及包块。X 线钡剂检查可见胃窦部充盈缺损，胃镜取活检能确诊。

（3）十二指肠球部以下的梗阻性病变如十二指肠肿瘤、环状胰腺、十二指肠淤滞症均可引起十二指肠梗阻，伴呕吐、胃扩张和潴留，但其呕吐物多含有胆汁。X 线钡剂或内镜检查可确定梗阻性质和部位。

三、治疗

(一) 非手术疗法

幽门痉挛或炎症水肿所致梗阻，应以非手术治疗。方法是：胃肠减压，保持水电解质平衡及全身支持治疗。

(二) 手术疗法

幽门梗阻和非手术治疗无效的幽门梗阻应视为手术适应证。手术的目的是解除梗阻，使食物和胃液能进入小肠，从而改善全身状况。常用的手术方法如下。

1. 胃空肠吻合术

方法简单，近期效果好，死亡率低，但由于术后吻合溃疡发生率很高，故现在很少采用。对于老年体弱，低胃酸及全身情况极差的患者仍可考虑选用。

2.胃大部切除术

患者一般情况好，在我国为最常用的术式。

3.迷走神经切断术

迷走神经切断加胃窦部切除术或迷走神经切断加胃引流术，对青年患者较适宜。

4.高选择性迷走神经切断术

近年有报道高选择性迷走神经切除及幽门扩张术，取得满意效果。

幽门梗阻患者术前要做好充分准备。术前2~3d行胃肠减压，每日用温盐水洗胃，减少胃组织水肿。输血、输液及改善营养，纠正水电解质紊乱。

第七节　急性胃黏膜病变

一、临床表现

上消化道出血是其最突出的症状，可表现为呕血或黑粪，其特点是：① 有服用有关药物、酗酒或可导致应激状态的疾病史。② 起病骤然，突然呕血、黑粪，可出现在应激性病变之后数小时或数日。③ 出血量多，可呈间歇性、反复多次，常导致出血性休克。起病时也可伴上腹部不适，烧灼感、疼痛、恶心、呕吐及反酸等症状。

二、诊断

（1）X线钡剂检查常阴性。

（2）急性纤维内镜检查（24~48h进行），可见胃黏膜局限性或广泛性点片状出血，呈簇状分布，多发性糜烂、浅溃疡。好发于胃体底部，单纯累及胃窦者少见，病变常在48 h以后很快消失，不留瘢痕。

三、鉴别诊断

（一）急性腐蚀性胃炎

有服强酸（硫酸、盐酸、硝酸）、强碱（氢氧化钠、氢氧化钾）或来苏水等病史。服后引起消化道灼伤，出现口腔、咽喉、胸骨后及上腹部剧烈疼痛，伴吞咽疼痛，咽下困难，频繁恶心、呕吐。严重者可呕血，呕出带血的黏膜腐片，可发生虚脱、休克或引起食管、胃穿孔的症状，口腔、咽喉可出现接触处的炎症，充血、水肿、糜烂、坏死黏膜剥脱、溃疡或可见到黑色、白色痂。

(二) 急性阑尾炎

本病早期可出现上腹痛、恶心、呕吐，但随着病情的进展，疼痛逐渐转向右下腹，且有固定的压痛及反跳痛，多伴有发热、白细胞计数增高、中性粒细胞明显增多。

(三) 胆囊炎、胆石症

有反复发作的腹痛，常以右上腹为主，可放射至右肩、背部。查体时注意巩膜、皮肤黄疸。右上腹压痛、墨菲征阳性，或可触到肿大的胆囊。血胆红素定量、尿三胆检测有助于诊断。

(四) 其他

大叶性肺炎、心肌梗死等发病初期可有不同程度的腹痛、恶心、呕吐。如详细询问病史、体格检查及必要的辅助检查，不难鉴别。

四、治疗

(一) 一般治疗

祛除病因，积极治疗引起应激状态的原发病，卧床休息，流质饮食，必要时禁食。

(二) 补充血容量

5% 葡萄糖盐水静脉滴注，必要时输血。

(三) 止血

口服止血药如白药、三七粉或经胃管吸出酸性胃液，用去甲肾上腺素 8 mg

加入 100mL 冷盐水中。每 2～4 小时 1 次。亦可在胃镜下止血，喷洒止血药（如孟氏溶液、白药等）或电凝止血、激光止血、微波止血。

（四）抑制胃酸分泌

西咪替丁 200mg，每日 4 次或每日 800～1200mg 分次静脉滴注，雷尼替丁（呋喃硝胺）150mg，每日 2 次或静脉滴注。

近来有用硫糖铝或前列腺素 E_2，亦获得良好效果。

第八节　胃、十二指肠溃疡急性穿孔

急性穿孔是胃、十二指肠溃疡的严重并发症，也是外科常见的急腹症之一。起病急、病情重、变化快是其特点，常需紧急处理，若诊治不当，可危及患者生命。

一、临床表现

（一）症状

患者以往多有溃疡病症状或肯定溃疡病史，而且近期常有溃疡病活动的症状。可在饮食不当后或在清晨空腹时发作。典型的溃疡急性穿孔表现为骤发腹痛，十分剧烈，如刀割或烧灼样，为持续性，但也可有阵发加重。由于腹痛发作突然而猛烈，患者甚至有一时性晕厥感。疼痛初起部位多在上腹或心窝部，迅即延及全腹面，以上腹为重。由于腹后壁及膈肌腹膜受到刺激，有时可引起肩部或肩胛部牵涉性疼痛，可有恶心感及反射性呕吐，但一般不重。

（二）体征

患者仰卧拒动，急性痛苦病容，由于腹痛严重而致面色苍白、四肢凉、出冷汗、脉率快、呼吸浅。腹式呼吸因腹肌紧张而消失。在发病初期，血压仍正常，腹部有明显腹膜炎体征，全腹压痛明显，上腹更重，腹肌高度强直，即所谓板样强直。肠鸣音消失。如腹腔内有较多游离气体，则叩诊时肝浊音界不清楚或消失。随着腹腔内细菌感染的发展，患者的体温、脉搏、血压、血常规等周身感染中毒症状及肠麻痹、腹胀、腹水等腹膜炎症也越来越重。

溃疡穿孔后，临床表现的轻重与漏出至游离腹腔内的胃肠内容物的量有直接关系，亦即与穿孔的大小，穿孔时胃内容物的多少（空腹或饱餐后），以及孔洞是否很快被邻近器官或组织粘连堵塞等因素有关。穿孔小或漏出的胃肠内容物少或孔洞很快即被堵塞，则漏出的胃肠液可限于上腹，或顺小肠系膜根部及升结肠旁沟流至右下腹，腹痛程度可以较轻，腹膜刺激征也限于上腹及右侧腹部。

二、诊断

胃、十二指肠溃疡急性穿孔后表现为急剧上腹痛，并迅速扩展为全腹痛，伴有显著的腹膜刺激征，结合 X 线检查发现腹部膈下游离气体，诊断性腹腔穿刺抽出液含有胆汁或食物残渣等特点，正确诊断一般不困难。在既往无典型溃疡病者，位于十二指肠及幽门后壁的溃疡小穿孔，胃后壁溃疡向小网膜腔内穿孔，老年体弱反应性差者的溃疡穿孔及空腹时发生的小穿孔等情况下，症状、体征不太典型，较难诊断。另需注意的是，X 线检查未发现膈下游离气体并不能排除溃疡穿孔的可能，因约有 20% 患者穿孔后可以无气腹表现。

三、治疗

对胃、十二指肠溃疡急性穿孔的治疗原则首先是终止胃肠内容物继续漏入腹腔，使急性腹膜炎好转，以挽救患者的生命。经常述及的 3 个高危因素是：① 术前存在休克；② 穿孔时间超过 24h；③ 伴随严重内科疾病。这 3 类患者病死率高，可达 5%~20%；而无上述高危因素者病死率 < 1%。故对此 3 类患者的处理更要积极、慎重。具体治疗方法有 3 种，即非手术治疗、手术修补穿孔及急症胃部分切除和迷走神经切断术，现在认为后者（胃部分切除术和迷走神经切断术）不是溃疡病的合理手术方式，已很少采用。术式选择主要依赖于患者一般状况、术中所见、局部解剖和穿孔损伤的严重程度。

(一) 非手术治疗

大量临床实践经验表明，连续胃肠吸引减压可以防止胃肠内容物继续漏向腹腔，有利于穿孔自行闭合及急性腹膜炎好转，从而使患者免遭手术痛苦。其死亡率与手术缝合穿孔者无显著差别。为了能够得到满意的吸引减压，鼻胃管在胃内的位置要恰当，应处于最低位。非手术疗法的缺点是不能去除已漏入腹腔内的污染物，因此只适用于腹腔污染较轻的患者。其适应证：①患者无明显中毒症状，急性腹膜炎体征较轻，或范围较局限，或已趋向好转，表明漏出的胃肠内容物较少，穿孔已趋于自行闭合；②穿孔是在空腹情况下发生的，估计漏至腹腔内的胃肠内容物有限；③溃疡病本身不是根治性治疗的适应证；④有较重的心肺等重要脏器并存病，致使麻醉及手术有较大风险。但在70岁以上、诊断不能肯定、应用类固醇激素和正在进行溃疡治疗的患者，不能采取非手术治疗方法。

因为手术治疗的效果确切，非手术治疗的风险并不低（腹内感染、脓毒症等），一般认为非手术治疗要极慎重。在非手术治疗期间，需动态观察患者的全身情况和腹部体征，若病情无好转或有所加重，即需及时改用手术治疗。

(二) 手术治疗

手术治疗包括单纯穿孔缝合术和确定性溃疡手术。

1. 单纯穿孔缝合术

单纯穿孔缝合术是目前治疗溃疡病穿孔主要的手术方式，只要闭合穿孔不致引起胃出口梗阻，就应首先考虑。缝闭瘘口、中止胃肠内容物继续外漏后，彻底清除腹腔内的污染物及渗出液。术后须经过一时期内科治疗，溃疡可以愈合。缝合术的优点是操作简便，手术时间短，安全性高。一般认为，以下为单纯穿孔缝合术的适应证：穿孔时间超过8h，腹腔内感染及炎症水肿较重，有大量脓性渗出液；以往无溃疡病史或有溃疡病史未经正规内科治疗，无出血、梗阻并发症，特别是十二指肠溃疡；有其他系统器质性疾病而不能耐受彻底性溃疡手术。单纯穿孔缝合术通常采用经腹手术，穿孔以丝线间断横向缝合，再用大网膜覆盖，或以网膜补片修补；也可经腹腔镜行穿孔缝合大网膜覆盖修补。一定吸净腹腔内渗液，特别是膈下及盆腔内。吸除干净后，腹腔引流并非必须。对所有的胃溃疡穿孔患者，需做活检或术中快速病理学检查，若为恶性，应行根治性手术。单纯溃疡穿孔缝合术后仍需内科治疗，幽门螺杆菌（Hp）感染者需根除 Hp，以减少复发的机会，部分患者因溃疡未愈合仍需行彻底性溃疡手术。

2. 部分胃切除和迷走神经切断术

随着对溃疡病病因学的深入理解和内科治疗的良好效果，以往所谓的"确定"性手术方法——部分胃切除和迷走神经切断手术已经很少采用。尤其在急性穿孔有腹膜炎的情况下进行手术，其风险显然较穿孔修补术为大，因此需要严格掌握适应证。仅在以下情况时考虑所谓"确定性"手术：①需切除溃疡本身以治愈疾病。如急性穿孔并发出血；已有幽门瘢痕性狭窄等，在切除溃疡时可根据情况考虑做胃部分切除手术。② 较大的胃溃疡穿孔，有癌可能，做胃部分切除。③Hp 感染阴性、联合药物治疗无效或胃溃疡复发时，仍有做迷走神经切断术的报道。

第九节 胃、十二指肠溃疡大出血

一、临床表现

胃、十二指肠溃疡大出血的临床表现主要取决于出血的量及出血速度。

（一）症状

呕血和柏油样黑粪是胃、十二指肠溃疡大出血的常见症状，多数患者只有黑粪而无呕血症状，迅猛的出血则为大量呕血与紫黑血便。呕血前常有恶心症状，便血前后可有心悸、眼前发黑、乏力、全身疲软，甚至晕厥症状。患者过去多有典型溃疡病史，近期可有服用阿司匹林或 NSAIDs 药物等情况。

（二）体征

一般失血量在 400mL 以上时，有循环系统代偿的现象，如苍白、脉搏增速但仍强有力，血压正常或稍增高。继续失血达 800mL 后即可出现明显休克的体征，如出汗、皮肤凉湿、脉搏较弱、血压降低、呼吸急促等。患者意识清醒，表情焦虑或恐惧。腹部检查常无阳性体征，也可能有腹胀、上腹压痛、肠鸣音亢进等。约50%的患者体温增高。

二、诊断

有溃疡病史者，发生呕血与黑粪，诊断并不困难。10%~15%的患者出血无溃疡病史，鉴别出血的来源较为困难。大出血时不宜行上消化道钡剂检查，因此，急诊纤维胃镜检查在胃、十二指肠溃疡出血的诊断中有重要作用，可迅速明确出血部位和病因，出血24h内胃镜检查检出率可达70%~80%，超过48h则检出率下降。

三、治疗

治疗原则是补充血容量，防止失血性休克，尽快明确出血部位，并采取有效的止血措施，防止再出血。总体上，治疗方式包括非手术及手术治疗。

(一) 非手术治疗

主要是针对休克的治疗，主要措施如下：① 补充血容量，建立可靠畅通的静脉通道，快速滴注平衡盐液，做输血配型试验。同时严密观察血压、脉搏、尿量和周围循环状况，并判断失血量，指导补液。失血量达全身总血量的20%时，应输注羟乙基淀粉、右旋糖酐-70(右旋糖酐)或其他血浆代用品，用量在1000mL左右。出血量较大时可输注浓缩红细胞，也可输全血，并维持血细胞比容不低于30%。输注液体中晶体与胶体之比以3∶1为宜。监测生命体征，测定中心静脉压、尿量，维持循环功能稳定和良好呼吸、肾功能十分重要。② 留置鼻胃管，用生理盐水冲洗胃腔，清除血凝块，直至胃液变清，持续低负压吸引，动态观察出血情况。可经胃管注入200mL含8mg去甲肾上腺素的生理盐水溶液，每4~6小时1次。③ 急诊纤维胃镜检查可明确出血病灶，还可同时施行内镜下电凝、激光灼凝、注射或喷洒药物等局部止血措施。检查前必须纠正患者的低血容量状态。④ 止血、制酸、生长抑素等药物的应用经静脉注射或肌内注射巴曲酶；静脉给予H_2受体拮抗药(西咪替丁等)或质子泵抑制药(奥美拉唑等)；静脉应用生长抑素(善宁、奥曲肽等)。

(二) 手术治疗

内镜止血的成功率可达 90%，使急诊手术大为减少，且具有创伤小、极少并发穿孔和可重复实施的优点，适用于绝大多数溃疡病出血，特别是高危老年患者。即使不能止血的病例，内镜检查也明确了出血部位、原因，使后续的手术更有的放矢，成功率升高。内镜处理后发生再出血时仍建议首选内镜治疗，仅在以下患者考虑手术处理：① 难以控制的大出血，出血速度快，短期内发生休克，或较短时间内（6~8h）需要输注较大量血液（> 800mL）方能维持血压和血细胞比容者；② 纤维胃镜检查发现动脉搏动性出血，或溃疡底部血管显露再出血危险很大；③ 年龄在 60 岁以上，有心血管疾病、十二指肠球后溃疡及有过相应并发症者；④ 近期发生过类似的大出血或合并穿孔或幽门梗阻;⑤ 正在进行药物治疗的胃、十二指肠溃疡患者发生大出血，表明溃疡侵蚀性大，非手术治疗难以止血。

手术治疗的目的在于止血抢救患者生命，而不在于治疗溃疡本身和术后的溃疡复发问题。手术介入的方式，经常采用的有：① 单纯止血手术，即（胃）十二指肠切开 + 腔内血管缝扎，加或不加腔外血管结扎。结合术前胃镜和术中扪摸检查，一般可快速确定出血溃疡部位，即在溃疡对应的前壁切开，显露溃疡后稳妥缝扎止血。如是在幽门部切开，止血后要做幽门成形术（Heineke-Mikulicz 法）。② 部分胃切除术。③（选择性）迷走神经切断 + 胃窦切除或幽门成形术。④ 介入血管栓塞术。胃部分切除术是前一段时间国内较常采用的一种手术，认为切除了出血灶本身止血可靠，同时切除了溃疡，也避免了术后溃疡的复发。但手术创伤大，在发生了大出血的患者身上施行，死亡率及并发症发生率均高。由于内科治疗的进步和考虑到胃切除后可能的并发症和死亡率，近年来更多地采用仅以止血为目的的较保守的一类手术，通过结扎溃疡出血点和（或）阻断局部血管以达到止血目的，术后再辅以正规的内科治疗。因创伤较小，尤其适合老年人和高危患者。血管栓塞术止血成功率也较高，但要求特殊设备和娴熟的血管介入技术。

第四章 小肠疾病

第一节 小肠类癌

其他类型的小肠肿瘤中，类癌较为多见。

一、临床表现

(一) 消化道反应

早期小肠类癌无症状，随着病情进展可出现上腹部不适、隐痛、饱胀、恶心、呕吐、黑粪和贫血等非特异性消化道症状。十二指肠类癌可表现为消化性溃疡；空、回肠类癌可能出现肠痉挛、肠绞痛和肠梗阻症状。

(二) 类癌综合征

类癌综合征主要表现包括：① 面部潮红，表现为类癌综合征的患者绝大多数有此症状且为首发。情绪激动、饮酒及喝咖啡等可诱其发生。② 腹痛、腹泻，约半数类癌综合征患者有腹痛，近4/5患者有腹泻。③ 心肺症状，表现为支气管哮喘、呼吸困难、心内膜下纤维化、瓣膜功能不全、右侧心力衰竭及缩窄性心包炎等。④ 其他表现，如烟酸缺乏症 (糙皮病)、关节痛、阴茎海绵体硬化、抑郁症等。出现类癌综合征提示肝已有转移，病情已至晚期。

(三) 类癌危象

类癌危象是类癌综合征患者最为严重的并发症，表现为严重而顽固的低血压、激烈而弥漫的面部潮红、心动过速、重度腹泻、中心静脉压下降、昏迷等。全身麻醉与化疗是类癌危象的促发因素。

二、诊断

(一) 24 h 尿 5– 羟吲哚醋酸测定 (5–HIAA)

5- 羟吲哚醋酸为 5- 羟色胺的代谢产物，正常值为 2～8mg/d，如超过 30mg/d 时诊断类癌较为可靠。

(二) 内分泌激素测定

测定血清 5- 羟色胺、P 物质、神经降压素、缓激肽、胰多肽、生长抑素等对诊断有所帮助。

(三) 放射性核素扫描

①^{111}In-DTPA-phe-OCtretide 扫描；②^{131}I-MIBG：可被嗜铬细胞摄取并储存，从而使肿瘤显影。

(四) X 线造影

X 线造影可发现小息肉样充盈缺损，以及肠管僵直、扭曲、粘连及梗阻等相关病变。

(五) 内镜检查

内镜检查对十二指肠类癌诊断有一定帮助。可取活检以确定诊断。超声内镜还可对肿瘤大小、浸润深度及有无周围淋巴结转移做出判断。

(六) CT 与 MRI

CT 与 MRI 对肝转移的类癌有诊断价值。

三、治疗

(一) 手术治疗

术式的选择应根据原发肿瘤的大小、部位、区域淋巴结受累情况及有无肝转移等情况来定。

(二) 化学疗法

可选用 5-FU、多柔比星 (阿霉素)、甲氨蝶呤等联合化疗。

(三) 免疫疗法

主要应用 α 干扰素 (IFN-α)，通过 IFN-α 的抗增生、调节自然杀伤细胞的杀伤活性及抑制癌基因表达等发挥抗肿瘤作用。可使患者症状改善、肿块缩小，平均生存率达 80 个月，较化学治疗效果明显。IFN-α 与 Octertide 联合用药效果更佳。

第二节　小肠良性肿瘤

一、临床表现

小肠良性肿瘤早期症状不明显，偶因其他疾病手术时发现，也有部分患者因并发症就诊，术前正确诊断率仅 20% 左右，常见症状可归纳如下。

(一) 腹部不适或腹痛

腹部不适或腹痛是最常见和最为早期出现的症状，占 63%。引起腹痛的原因多数为肠梗阻，也可因肿瘤的牵伸、瘤体坏死继发炎症、溃疡和穿孔。疼痛部位与肿瘤发生部位有关，但大多数位于脐周及右下腹。疼痛性质可为隐痛且进食后加重，呕吐或排便后减轻，也可为阵发性绞痛、胀痛等。

(二) 肠梗阻

急性完全性或慢性进行性小肠梗阻是小肠良性肿瘤常见症状之一。肠梗阻的主要原因为肠套叠，占 68%，少部分为肠扭转与肠腔狭窄。临床表现为机械性小肠梗阻：反复发作性剧烈绞痛、腹胀伴肠鸣音亢进等。部分患者可触及腹部包块。平滑肌瘤、脂肪瘤、腺瘤、纤维瘤等都可致肠梗阻。临床上若遇到无腹部手术史，反复发生肠梗阻且渐加重或成人肠套叠患者时应考虑小肠肿瘤的可能。

(三) 消化道出血

9% ~ 25% 的小肠肿瘤患者有消化道出血表现，多见于平滑肌瘤、腺瘤和血管瘤。大多数患者表现为间断性柏油便或血便，但发生于十二指肠的腺瘤和平滑肌瘤以及部分空、回肠肿瘤由于肠黏膜下层血管丰富，在炎症或瘤体活动过度牵拉基底时可发生消化道大出血，表现为呕血或大量血便，此时行常规胃镜或结肠镜检查不易发现病变所在。慢性失血的患者常被误诊为缺铁性贫血。

(四) 腹部包块

腹部包块的发生率各家报道不一，为 30% ~ 72%。包块可为肿瘤本身，也可为套叠之肠襻。包块多位于脐周和右下腹，移动度大、边界清楚、表面光滑、伴有或不伴有压痛。

(五) 肠穿孔

肠穿孔多由肠平滑肌瘤所致，原因是肿瘤生长较大，瘤体中心缺血坏死，肠壁溃疡形成，最终引发肠穿孔。

二、诊断

除依据前述临床表现外，可根据病情和医院条件选用以下检查。

(一) 非出血患者的检查

1. X 线检查

(1) 腹部 X 线平片：可用于观察肠梗阻征象及有无膈下游离气体等。

(2) 普通全消化道钡剂造影：可能发现的影像包括肠腔内充盈缺损与软组织阴影、某段肠腔狭窄伴其近侧扩张、肠壁溃疡性龛影（常见于肠平滑肌瘤）等，但实际上由于小肠较长，影像常因小肠纡曲重叠及检查间隔期长而致效果不十分理想。

(3) 气钡双重造影，可提高阳性发现率。

(4) 低张十二指肠造影。

2. 纤维内镜

(1) 纤维胃、十二指肠镜：可直接观察十二指肠内病变，超声内镜更可显示出肿瘤的原发部位及侵犯肠壁的层次。

(2) 小肠镜：理论上讲可观察小肠内病变，但实际上成功率较低。

(3) 纤维结肠镜：可对小部分患者回肠末端的病变进行观察与活检。

3. 其他影像学检查

对表现为腹部包块或疑有腹部包块的患者可根据情况选用 B 超、CT 或 MRI 等项检查，以确定包块的位置并估计其来源。

(二) 出血患者的检查

1. 除外胃和结、直肠出血

引起消化道出血的疾病多在消化道的两端，故遇消化道出血患者应先选用内镜法以除外之。急性消化道出血不是内镜检查的禁忌证，因此宜尽早进行以提高诊断符合率。

2. 小肠气钡造影

经十二指肠内导管注入气体与钡剂进行气钡双重造影，其诊断率高于普通全消化道钡剂检查。

3. 选择性内脏血管造影

当出血速度＞ 0.5mL/min 时，外渗到肠腔内的造影剂可显示出出血部位及病变性质。对初次血管造影未能做出诊断而仍有出血的患者可于次日及出血停止后 4 周再行血管造影检查，可提高诊断率。有条件者可采用数字减影技术，据报道定性与定位率都很高。

4. 同位素扫描

常用的有 ^{99m}Tc 硫化胶体和 ^{99m}Tc 标记红细胞。前者在静脉内迅速被肝脾清除，同时外渗到出血部位形成焦点。动物试验证明该法可发现出血速度 0.1mL/min 的出血点。后者衰变比前者慢，限制了这一方法的应用，动物试验证明 30 ~ 60mL 的血液外渗才能获得阳性结果。同位素扫描可反复使用。

5. 术中内镜检查

术前全肠道灌洗，术中取截石位，内镜医生经肛门插入纤维结肠镜，外科医生引导前进，除个别肥胖患者，镜子很容易达到十二指肠，然后关闭室内照明退镜观察出血部位。一般需 30min 即可完成检查，无并发症发生。

6. 术中注射亚甲蓝显示病变

利用选择性动脉插管术中注射亚甲蓝可较好地显示病变的肠管。也可将 10 mL 亚甲蓝稀释液直接注射到供应可疑病变血管内，根据病变部位清除亚甲蓝较其他部位迅速的原理找出出血部位。

小肠出血定位诊断较难，常需联合几种方法反复检查，方能做出正确诊断。

三、治疗

小肠良性肿瘤可致肠套叠、肠穿孔、消化道出血等严重并发症，部分有恶变的可能，因此无论腹部手术中偶然发现还是患者就诊时发现都应手术治疗。根据病情可行小肠局部切除或小肠部分切除术。对发生在十二指肠乳头周围的腺瘤如无法行局部切除，也可行胰头十二指肠切除术

第三节　小肠恶性肿瘤

一、临床表现

进展期小肠恶性肿瘤也具有腹痛、肠梗阻、消化道出血、腹部包块与肠穿孔这五项主要临床表现。除此外，由于恶性肿瘤生物学特性所致，小肠恶性肿瘤还具有以下临床特点。

(一) 消瘦、乏力

这是小肠恶性肿瘤最常见的临床表现之一。一般说来腺癌发展速度较快，上述症状出现得早且重，而恶性淋巴瘤患者则出现得相对晚一些。当患者出现消瘦、乏力、呕吐与腹痛等症状，而不能用其他消化系统疾病解释时，应怀疑小肠恶性肿瘤的可能并择法检查之。

(二)梗阻性黄疸

发生于十二指肠乳头周围的腺癌、恶性淋巴瘤或平滑肌肉瘤可压迫阻塞胆总管下端引起梗阻性黄疸。化验检查血清总胆红素值升高，以直接胆红素为主。

(三)腹部包块

与小肠良性肿瘤相比较，小肠恶性肿瘤的包块一般质地相对较硬，表面呈结节状，肉瘤长径较大可达20cm以上，多伴有压痛，移动度较小或发现时已固定不动。

(四)肠梗阻、肠穿孔

十二指肠内恶性肿瘤由于肿瘤浸润可致高位小肠梗阻，致患者出现上腹痛、恶心与呕吐等。空、回肠梗阻主要原因为肠腔狭窄与肠套叠。肠梗阻临床表现与一般机械性肠梗阻无异。由于肿瘤生长速度快，肠穿孔的发生率远较小肠良性肿瘤高。

(五)其他

过大的肿瘤偶可致瘤体破裂而引发急性腹膜炎与内出血。

二、诊断

(一)十二指肠恶性肿瘤的诊断

1.十二指肠低张造影

通过双重对比检查可较详细观察病灶。恶性淋巴瘤主要所见为黏膜增粗、紊乱或消失，肠管变形，宽窄不一，肠壁变硬、边缘不规则。腺癌多表现为龛影或充盈缺损。平滑肌肉瘤则表现为充盈缺损或外压性缺损。

2.十二指肠镜

恶性淋巴瘤可见局部或多发性浸润性黏膜下肿块，黏膜表面常有糜烂、出血或坏死，此时选择恰当部位活检阳性率可达70%～80%。腺癌和平滑肌肉瘤也可见到溃疡、肿块等，也可进行活检。超声内镜还有助于观察黏膜下病变与周围组织器官受累及淋巴转移情况。

3. 其他影像学检查

包括 B 超、CT 及 MRI 等项检查。可用于观察：① 梗阻性黄疸征象，主要有胆囊增大、肝内外胆管扩张及主胰管扩张等梗阻性黄疸的间接影像；② 消化道梗阻征象，梗阻以上肠管扩张、积气及积液等；③ 病变周围征象，可见有无周围脏器受累及淋巴结转移；④ 超声引导下肿块穿刺活检。

(二) 空、回肠恶性肿瘤的诊断

诊断较难，常用方法包括小肠气钡造影、小肠镜检查及 B 超、CT 等，请参考小肠良性肿瘤诊断方法。

(三) 小肠出血患者的诊断

诊断程序及方法与小肠良性肿瘤致出血患者相同，请参考前述内容。

三、治疗

(一) 恶性淋巴瘤

手术仍为主要的治疗手段并可为术后进一步放、化疗创造条件。手术应切除病变肠段及所属淋巴结，断端距肿瘤边缘应在 10cm 以上。位于十二指肠恶性淋巴瘤可行胰头十二指肠切除术。若手术时已属晚期无法切除，可行胃空肠吻合，也能改善患者生存质量延长寿命。术后可辅以病变区与区域淋巴结放疗。化疗对局部的有效性与放疗相似，医生可根据病变恶性程度、患者条件选择不同化疗方案。

(二) 腺癌

十二指肠腺癌应行胰头十二指肠切除术，术式可采用传统的 Whipple 术式或保留幽门胰头十二指肠切除术，根治术后 5 年生存率可达 60%。对于癌肿较小的十二指肠乳头癌患者，如患者为高龄体弱者也可行乳头局部切除术。空、回肠腺癌应切除病变及所属淋巴结，断端距肿块也应在 10cm 以上。

术后化疗与其他消化道癌大致相同。

(三) 平滑肌肉瘤

平滑肌肉瘤对化疗和放疗均不敏感，治疗应以手术切除为主。切除范围多数学者认为距肿瘤 2～3cm 即可，无须行淋巴结清扫术。位于十二指肠的平滑肌肉瘤若不宜行局部切除可行胰头十二指肠切除术。

除手术、放疗与化疗外，上述 3 种肿瘤均可辅以免疫治疗及中药治疗。

第四节　小肠炎性疾病

一、克罗恩病

克罗恩病又称 Crohn 病、节段性肠炎，是一种原因未明的、以回肠末段为主要病变的肉芽肿性炎症病变，但也可侵犯胃肠道的任何部分，包括口腔到肛门，合并纤维化与溃疡。转移的病变可侵及肠道以外，特别是皮肤。多见于青年人。临床表现决定于病变的部位和病变的范围。全身并发症可有发热、营养不良、贫血、关节炎、虹膜炎及肝病等。

(一) 病因

确切的病因至今仍不清楚。可能与病毒感染、免疫异常和遗传有关。

(二) 病理

1. 病变部位

克罗恩病可累及胃肠道从口腔到肛门的任何部位。以末端回肠及右半结肠最常见。

2. 肉眼所见

① 典型改变是病肠较正常增厚 2～3 倍并呈皮革样。② 病变肠系膜淋巴结肿大，直径可达 3～4cm。③ 病肠可与其他肠曲或器官粘连，甚至粘连成团。可因内瘘互相沟通或构成脓肿的壁。④ 病变可单发或多发，跳跃式分布。⑤ 急性克罗恩病肠壁病理改变稍轻，主要改变为肠壁明显充血、水肿、增

厚、浆膜面色暗红且呈颗粒状。黏膜呈鹅卵石状表现。

3. 镜检

病变见于肠黏膜层、黏膜下层和浆膜层。有淋巴细胞聚集，可见生发中心。还可见到浆细胞、多核细胞和嗜酸性粒细胞。

(三) 临床表现

克罗恩病起病隐袭，早期常无症状，或症状轻微，易被忽略。从有症状到确诊一般平均 1～3 年，有些患者发展到症状明显时才就医。

1. 全身表现

体重下降，日渐消瘦为常见症状。约 1/3 患者有低热或中等度发热，不伴发冷，此时常为活动性病变。

2. 腹痛

腹痛约占 95%，常位于右下腹或脐周围，多为痉挛性痛，可因饮食诱发，排便后能缓解。

3. 腹泻

腹泻是主要症状。约占 92%，多为间歇性发作，大便次数与病变范围有关。可有脓血便。

4. 便血

便血约占 15%，结肠病变的患者可达 40%。

5. 腹部包块

腹部包块约占 20%，常在右下腹触到，有压痛。

6. 肛门和直肠周围病变

以慢性、易复发的肛裂、溃疡、复杂肛瘘、直肠周围脓肿为特征。

7. 营养缺乏

肠道的广泛病变，吸收面积减少，菌群失调，以致发生腹泻。厌食、食物摄入减少，因而出现不同程度的营养不良。

8. 急性发作

远端回肠的急性病变导致急性阑尾炎样表现。

(四) 辅助检查

1. 实验室检查

70% 的患者有不同程度的贫血。活动性病变时末梢白细胞计数可以增高，约半数患者红细胞沉降率增快，粪便潜血阳性，血清免疫球蛋白增多。

2. X 线检查

钡剂胃肠造影是诊断的重要依据，肠系造影显示小肠末端最有价值，结肠病变则行钡灌肠。造影片中可见肠壁增厚、狭窄 (线样征)，15% 的患者呈跳跃式多发病变，病变处还可见到纵行溃疡及裂隙，鹅卵石征。

3. 内镜检查

纤维结肠镜检显示 50% 以下慢性患者直肠无异常。末端回肠及结肠可以见到斑片状分布的口疮样小溃疡、黏膜深溃疡、纵裂鹅卵石征等特征性表现。

(五) 诊断和鉴别诊断

对有上述病史和典型 X 线征象者，一般可明确诊断。但须注意与急性阑尾炎、溃疡性结肠炎、肠结核、结肠肿瘤、小肠淋巴瘤、肠阿米巴病、放线菌病等鉴别。

(六) 治疗

本病无根治疗法，且术后复发率高，所以除非发生严重并发症，一般宜行内科非手术治疗。对不能除外阑尾炎而开腹探查的患者，一旦发现为本病，应禁止行阑尾切除术。

1. 非手术疗法

(1) 支持疗法：① 卧床休息，消除紧张情绪；② 饮食少渣，无刺激性，富于营养的食物，酒、茶、咖啡、冷食或调味剂不宜食用；③ 适当补充维生素，纠正水电解质紊乱；④ 低蛋白血症或贫血明显者适量输血。

(2) 药物治疗：主要是对症治疗。

① 解痉药：腹泻、腹痛时，除注意食用少纤维素的食物外，可适当给以抗胆碱能药物，如在饭前给以阿托品或颠茄等。也可给以复方苯乙哌啶片

（地芬诺酯 2.5mg、阿托品 0.025mg）1~2 片，每日 3 次，对止泻效果较好。

② 抑制炎症及免疫反应药：柳氮磺吡啶（水杨酸偶氮磺胺吡啶，SASP）一般维持量 0.5g，每日 4 次，必要时可增加到 4g/d，分次服用。应注意白细胞减少等不良反应。甲硝唑（灭滴灵）0.4g，每日 2 次。ACTH 和肾上腺皮质激素，可有暂时效果，使食欲增加，体温下降，精神改善，但可引起不良反应，加重肠出血、肠穿孔、肠坏死及精神反应等，应慎重使用。免疫抑制药物如巯嘌呤，亦可应用环孢素（环孢霉素 A），但价格昂贵，不宜普遍应用。

2. 手术治疗

患者大多为慢性，病程长，易反复发作，70%~75% 的患者因其并发症而最终需要外科手术治疗。

（1）手术适应证：① 肠梗阻；② 肠瘘（包括内瘘）；③ 游离穿孔；④ 腹腔脓肿；⑤ 慢性反复出血和肛门病变等（内科治疗无效时）；⑥ 癌变；⑦ 严重的全身并发症（如关节炎、肝损害、脓皮病、虹膜睫状体炎）内科治疗无效者。

（2）手术方法：有 3 种方式，即短路手术、短路加旷置术和病变肠管切除端端吻合术。术式的采用根据病情而定。

① 短路手术：是将不能切除的肠段近远段肠管进行吻合。此种术式仅用于十二指肠克罗恩病引起梗阻者。

② 短路加旷置术：是在病变近侧肠管横断，远侧断端内翻缝合近侧肠管与远侧肠管行端侧吻合术，此种手术适用于患者情况差，粘连广泛，或腹腔内感染不宜行肠切除者。但复发率高，易引起盲袢综合征，还有癌变的可能。可作为临时性措施，待情况好转后，再行二期病变肠管切除术。

③ 病变肠管切除端端吻合术，是最常用的一种术式。切除边缘应距离病变肠管 5~10cm，不宜过近或过远。过近易致肠瘘，切除过多并不能降低复发率。

术后要坚持长时间内科治疗，尤其是红细胞沉降率快、体温高、有慢性出血等存在活动性病变的患者，更要重视。因本病具有一定的癌变发生率，故应尽可能切除病灶。

二、急性出血性肠炎

急性出血性肠炎是一种病因不明的肠管急性炎性病变，好发于小肠，以局限性病变较为多见，偶见全小肠受累甚至波及胃或结肠，起病急、进展快是本病的特点之一。

(一)临床表现

急性出血性肠炎缺乏特异性症状，主要临床表现包括腹痛、腹泻、发热等。根据患者的临床特点和病程演进不同，可归纳为血便型、中毒型、腹膜炎型和肠梗阻型等4种临床类型。

急性出血性肠炎起病急骤，脐周或上中腹出现急性腹痛，疼痛多呈阵发性绞痛或持续性疼痛阵发加剧，严重者蔓延至全腹，常伴有恶心、呕吐。随之出现腹泻症状，由稀薄水样便发展至血水样或果酱样便，偶有紫黑色血便或脓血便，部分病例以血便为主要症状。多数病例体温中等程度升高，至38~39℃，可伴有寒战；重症患者、部分儿童和青少年患者体温可超过40℃，并出现中毒症状，甚至发生中毒性休克。

腹部查体有不同程度的腹胀、腹部压痛、腹肌紧张。肠鸣音通常减弱或消失，部分病例可以触及炎性包块；肠管坏死穿孔时，可有明显的腹膜刺激征。行腹腔穿刺可抽到浑浊或血性液体。

(二)诊断及鉴别诊断

1.诊断

在多发地区和高发季节，结合年龄、病史和腹痛、腹泻、血便、发热等症状，应考虑急性出血性肠炎的诊断。腹腔穿刺检查获得血性穿刺液者提示肠坏死的可能。实验室检查常有血白细胞计数升高，粪便隐血试验阳性。粪便普通培养可有大肠埃希菌、副大肠杆菌或铜绿假单胞菌生长，厌氧菌培养可有产气荚膜杆菌生长。腹部X线片具有一定的诊断价值，早期病例可见到小肠积气扩张、肠间隙增宽和气液平面存在，病程进展后可见到肠壁内气体，X线片出现不规则的致密阴影团提示发生肠段坏死，出现膈下游离气体时则表明并发肠穿孔。

2.鉴别诊断

急性出血性肠炎应与细菌性痢疾、肠套叠、急性阑尾炎、急性肠梗阻、克罗恩病、中毒性菌痢等相鉴别。

(三) 治疗

急性出血性肠炎的治疗以内科治疗为主，50% ～ 70% 的病例经非手术治疗后可以治愈。内科治疗的主要措施包括：加强全身支持，纠正水、电解质与酸碱平衡紊乱；积极预防休克的发生，对已经出现中毒性休克的患者积极行抗休克治疗；禁食并放置胃肠减压；抗感染治疗，应用广谱抗生素和甲硝唑等以抑制肠道细菌特别是厌氧菌的生长；如便血量较大导致血容量不足，在静脉补液的基础上可以采取输血治疗；应用肠外营养支持治疗等。

急性出血性肠炎由于病情严重、发展迅速、内科治疗无效而持续加重或出现严重并发症时需考虑实施手术治疗，其指征为：① 经腹腔穿刺检查发现脓性或血性液，考虑发生肠坏死或肠穿孔；② 怀疑发生肠穿孔或肠坏死，导致明显腹膜炎；③ 经非手术治疗无法控制的消化道大出血；④ 经非手术治疗肠梗阻不能缓解、逐渐严重；⑤ 腹部局部体征逐渐加重；⑥ 全身中毒症状经内科治疗仍继续恶化，出现休克倾向者；⑦ 诊断不明确，无法排除需手术处理的其他急腹症。

开腹探查明确为急性出血性肠炎的病例，应根据病变的范围和程度选择不同的手术方式。对于病变肠段尚未发生坏死、穿孔或大量出血的病例，可应用普鲁卡因做肠系膜根部封闭以改善肠段血液供应，不做其他外科处理，术后继续内科治疗。对于已发生坏死、穿孔或大量出血的病例，则应切除病变肠段；如病变较局限，可行肠管的切除吻合手术；病变广泛者可行肠管切除，近侧和远侧肠管外置造口，以后再行二期吻合。由于急性出血性肠炎的黏膜病变通常超过浆膜病变范围，手术切除的范围应达出现正常肠黏膜的部位才可行一期吻合。

三、肠结核

结核杆菌在肠道所引起的慢性特异性感染称肠结核。多见于青壮年，女性患病略多于男性。肠结核所致的肠管狭窄、炎性肿块及肠穿孔需外科治疗。肠结核多继发于肺结核，不少病例与腹腔结核、肠系膜淋巴结结核并存。肠结核好发部位为回肠末段和回盲部。肠结核在病理学上可分为溃疡型、增生型和溃疡增生型。

(一) 诊断依据

1.临床表现

(1) 合并有活动性肺结核时，多有食欲缺乏、体弱、消瘦、午后低热、乏力、盗汗等全身症状。增生型者全身症状较轻。

(2) 腹痛为隐痛或阵发性绞痛，以右下腹和脐周为著，常于进食后加重而排便后减轻。

(3) 排便习惯改变，排便以腹泻多见，为水样便，很少有血便，典型的腹泻与便秘交替出现已少见。

(4) 病变侵及结肠后粪便含黏液及脓血。

(5) 发展至肠梗阻时，阵发性绞痛较前剧烈；肠穿孔时有相应的急性腹膜炎症状。

(6) 右下腹轻度压痛，肠鸣音活跃，增生型者多可在右下腹扪及固定的有轻度压痛的包块；合并肠梗阻时右下腹可有肠型、肠鸣音高亢等体征。如形成肠瘘可在前腹壁或侧腹壁出现瘘口。

2.辅助检查

(1) 血常规示贫血，红细胞沉降率增快，痰及粪便的结核杆菌检查多呈阳性。

(2) 胸部 X 线片有否肺结核。

(3) 钡剂小肠造影及钡灌肠造影见相应肠腔狭窄变形、黏膜紊乱、充盈缺损等征象。小肠运动过快，回盲部有激惹现象，晚期可看到扩张的肠管并可看到"线样征"。

(4) 结肠镜检查可明确回盲部或结肠结核的诊断。

(5) 结核菌素 (PPD) 试验阳性。

(二) 治疗方法

1.内科抗结核治疗

常用药物有异烟肼，日剂量 0.3 ~ 0.4g；利福平，日剂量 0.45 ~ 0.6g；乙胺丁醇，日剂量 0.75 ~ 1g；对氨水杨酸，日剂量 8 ~ 12g；链霉素，日剂量 0.75 ~ 1g。采用二联或三联用药，除 PAS 宜分次口服外，其余口服药均可 1 次顿服。疗程 6 个月至 1 年。同时注意支持疗法及护肝治疗。

2. 外科治疗

（1）适应证：① 回盲部增生型结核包块；② 瘢痕形成引起肠梗阻；③ 发生溃疡急性穿孔合并急性腹膜炎；④ 非手术治疗无效的大出血；⑤ 形成局限性脓肿或肠外瘘。

（2）术前准备：对有活动性肺结核或其他肠外结核者应进行一定疗程的抗结核治疗；加强支持治疗，改善全身情况。

（3）手术原则：原则上应彻底切除病变并行肠吻合术。术中视病变部位及局部病理学改变做相应的肠段切除、右半结肠切除或引流术等。术后继续抗结核治疗。

第五章 结直肠肛门疾病

第一节 先天性肛门直肠畸形

一、临床表现

先天性肛门直肠畸形的种类很多，临床症状不一，出现症状的时间也不同。

(一) 一般表现

出生后24h无胎粪便排出或仅有少量胎粪从尿道、会阴瘘口挤出，正常肛门位置无肛门开口。患儿早期即有恶心呕吐，呕吐物初为胆汁，以后为粪便样物。2~3d后腹部膨隆，可见腹壁肠蠕动，出现低位肠梗阻症状。

(二) 无瘘管畸形

肛门闭锁位置较低者，如肛门膜状闭锁在原肛门位置有薄膜覆盖，通过薄膜隐约可见胎粪存在，婴儿啼哭时隔膜向外膨出。偶有薄膜部分穿破，但破口直径仅有2~3mm，排便仍不通畅，排便时婴儿哭闹。针刺肛门皮肤可见括约肌收缩；闭锁位置较高者，在原正常肛门位置皮肤略有凹陷，色泽较深，婴儿啼哭时局部无膨出，用手指触摸无冲击感。

(三) 有瘘管畸形

如有直肠会阴瘘，则见皮肤凹陷处无肛门，但在会阴部，相当阴囊根部附件或阴唇后联合之间有细小裂隙，有少量胎粪排出。瘘口外形细小，位于中线。如有直肠尿道、膀胱瘘，胎粪从尿道排出，直肠尿道瘘的胎粪不与尿液混合，胎粪排出后尿液澄清；直肠膀胱瘘的尿液内混有胎粪，尿液呈绿色，有时混杂气体。直肠前庭瘘，瘘口宽大，瘘管短，生后数月内无排便困难。畸形短期可不被发现，但会阴部反复发生红肿，在改变饮食、粪便干结后，粪便很难通过瘘管始被家长发现。直肠阴道瘘有粪便从阴道流出，细小的瘘管造成排便困难，腹部多可触得硬结的粪块，结肠末端有继发性巨结肠。由于粪便通过瘘口排出，缺乏括约肌的控制，粪便经常污染外阴部，伴有泌尿、生殖系统瘘管者容易引起尿道炎、膀胱炎或阴道炎，炎症能引起上行性扩散。继发性直肠舟状窝瘘均有正常肛门，多因生后局部感染、化脓、形成脓肿穿破后造成后天性瘘管。

通过瘘道插入探针进入直肠，用手指触摸肛穴处估计距探针顶端的距离，判断直肠盲端的高度，有时直肠前庭瘘的瘘口很窄，其临床表现与开口于外阴部的各种低位畸形相似，然而通过瘘口插入探针，探针则向头侧走行而非向背侧，直肠肛门畸形者常伴发脊椎畸形如有脊椎裂、半椎体畸形。骶部神经发育不良造成的大小便失禁，虽行矫治手术，也难恢复控制能力。

二、诊断

先天性肛门直肠畸形的诊断在临床上一般并不困难，但重要的是准确判定直肠闭锁的高度，直肠盲端有无瘘道及其瘘道性质，还要注意有无伴发畸形等，以便更合理地采取治疗措施。

（一）病史与临床检查

出生后24h无胎粪便排出或仅有少许胎粪从尿道、会阴瘘口挤出。伴呕吐腹胀，进行性加重。检查正常肛门位置无肛门开口。

（二）倒置位 X 线检查

患儿生后12h以上，先卧于头低位5~10min，用手轻柔按摩腹部，使气体充分进入直肠。在会阴部相当于正常肛门位置的皮肤上固定一金属标记，再提起病儿双下肢倒置1~2min，X线中心与胶片垂直，射入点为耻骨联合，在患儿吸气时曝光，做侧位和前后位摄片。盆腔气体阴影与金属标记间的距离即代表直肠末端的高度。在侧位片上，从耻骨中点向骶尾关节划一线为耻尾线（PC线），再于坐骨嵴与耻尾线划一平行线为 I 线。如直肠气体影高于耻尾线者为高位畸形，位于两线之间者为中间位畸形，低于 I 线者为低位畸形。若在 X 线平片上同时发现膀胱内有气体或液平面，或在肠腔内有钙化的胎便影等改变，是诊断泌尿系瘘的简便而可靠的方法。

(三) 尿道膀胱造影和瘘道造影

可见造影剂充满瘘道或进入直肠，对确定诊断有重要价值，对有外瘘的病儿，采用瘘道造影，可以确定瘘道的方向、长度和直肠末端的水平。

(四) 超声显像

其包括产前超声检查、术前超声检查和术前、术后肛管内超声检查。产前超声检查：可及时发现胎儿直肠扩张、阴道积液及其他相关畸形，如肾缺如、脊椎异常如半椎体、骨骼异常如桡骨缺如等均能给产科医生提示胎儿是否存在肛门直肠畸形。术前超声检查：可以显示直肠盲端与肛门皮肤之间的距离，观察瘘管走向、长度。直肠膀胱瘘者，可见膀胱内有游动的强回声光点，按压下腹部时光点明显增多。肛管内超声检查：常用于术后评价括约肌的发育情况和拖出的直肠是否位于横纹肌复合体中央，是否需要再次手术，并为寻找术后排便功能异常的原因提供依据。

(五) 盆部 MRI、CT

随着影像技术的发展，盆底 MRI 和 CT 三维重建等不但能了解畸形的位置高低，而且能诊断骶椎畸形及观察骶神经、肛提肌、肛门外括约肌的发育情况，也可作为术后随访的手段。

三、治疗

肛门直肠畸形外科治疗应遵循以下原则。

(一) 正确进行术前综合评估

①病儿的发育情况及其对手术的耐受能力；②直肠盲端的位置；③瘘管的开口部位；④合并畸形对身体生长发育的影响。术者对畸形应有正确的判断，对患儿耐受手术的能力有充分的估计，并需要综合考虑医院的设备条件和术者的经验。

（二）外科治疗原则

① 挽救患儿生命；② 术中尽量保留耻骨直肠肌和肛门括约肌，尽可能减少对盆腔神经的损伤，避免损伤尿道、会阴体，以最大限度保留原有的排便控制功能；③ 对早产儿、未成熟儿及有严重心脏血管畸形的患儿要简化手术操作，争取分期手术，先做结肠造口；④ 重视肛门直肠畸形的首次手术。术式选择不当，不仅使再次手术很困难，而且将显著影响远期治疗效果。如仅做肛门成形，未处理尿道瘘；术中损伤组织过多或出现副损伤；游离直肠不充分致肠回缩、瘘管再发或瘢痕形成肛门狭窄等。

（三）治疗措施

1. 肛门扩张术

适用于肛门狭窄，根据狭窄开口大小选用合适扩肛器扩张肛门，每天 1 次，1 次 20～30min ，1 个月后改为隔日扩肛 1 次，并逐渐增大扩肛器直径，3 个月为 1 疗程，一般持续 6 个月左右。对于生后没有扩肛，或肛门开口极其狭小者，可选用会阴肛门成形术。

2. 会阴肛门成形术

适用于会阴瘘、肛门闭锁（低位无瘘）和直肠前庭瘘。一般须在生后 1～2d 天内完成手术，直肠前庭瘘因瘘孔较大，在一段时间内尚能维持正常排便，可于 3～6 个月以后施行手术。手术前留置尿管，在正常肛穴位置做 X 形切口，各长 1～1.5cm ，切开皮肤及皮下组织，从外括约肌中心插入止血钳，向上分离找到直肠盲端，并紧贴肠壁做轻柔的分离，以免损伤尿道或阴道、盆底腹膜和神经丛。游离直肠要充分，直到直肠盲端能自然地突出于皮肤切口之外为止，直肠黏膜与皮肤无张力缝合，塞入肛管固定。

3. 后矢状入路肛门直肠成形术（PSARP）

本术式适合于直肠尿道瘘、阴道瘘、一穴肛和较高位置无瘘的肛门闭锁。原则上应先行结肠造口，1 个月后根据患儿情况行根治手术。一般选择乙状结肠起始部造口，具体操作要点如下：左下腹斜切口，造口近端位于乙状结肠起始部，远端位于乙状结肠近端，造口大小适中以防脱出或回缩。术中检查是否存在阴道积液，若有阴道积液需清除。

4.腹腔镜辅助下骶会阴直肠肛门成形术

适应证与 PSARP 相同。本术式优点有：① 不开腹，腹腔镜直视下游离肠管，可较为准确地将直肠盲端从横纹肌复合体中心部位拖出至正常肛门表面，无须从骶会阴入路切断该肌群，术后括约肌在新肛门周围形成较为有力的对称性收缩，提高术后排便控制能力；② 易于游离结扎和切断直肠尿道瘘管，特别是接近膀胱颈部瘘管远比腹骶会阴手术容易暴露。

目前已成为一种治疗高、中位肛门直肠畸形新的手术方式。目前分为两种情况：一种为不进行结肠造口，在新生儿期一期行肛门成形术；另一种为在新生儿期造口，二期手术时应用腹腔镜进行腹腔盆腔的直肠游离，再结合会阴部切口或后矢状切口行肛门直肠畸形成形术。

腹腔镜辅助下高、中位肛门直肠畸形成形术要求手术医生有娴熟的腹腔镜操作技术，以免因操作原因损伤盆底重要的泌尿生殖通道及对后期效果至关重要的盆底肌肉组织；又需要有传统开放性手术的经验，对盆底肌肉组织解剖结构非常熟悉和了解，才能保证手术的成功完成。

从中期随访资料来看，大多数对该术式持肯定态度，认为优于传统的经后矢状入路肛门成形术，但尚缺乏长期的随访资料。

5.泄殖腔畸形（一穴肛）的治疗

由于该畸形病理改变复杂，术式应按类型决定。出生后应立即行结肠造口术。根治术时间应根据患儿情况、畸形复杂程度及术者的经验而定。术前从一穴肛口逆行造影或内镜检查明确共同管道长度，以决定具体术式。

（四）术后处理原则

1.留置尿管

直肠尿道瘘术后留置尿管至少 7d，而一穴肛畸形至少留置尿管 3 周。

2.肛门护理

手术留置肛管一般在术后 24h 拔出，开始暴露肛门切口，保证局部干燥清洁。

3.扩肛

为防止肛门狭窄，术后 2 周开始扩肛。应使用适当尺寸的扩张器，新生儿从直径 9mm 肛探开始，每天 1 ~ 2 次，每周增加 1mm ，直至需要的尺寸，一般到17~18mm即可。建议每月复查1次，指导选择口径合适的肛探扩肛，根据需要扩肛3~6个月。

（五）术后并发症及其防治

1. 术后暂时性尿潴留

多由于腹会阴手术刺激盆神经向泌尿生殖系统发出的分支所致，为神经性膀胱。一般情况下，经留置尿管、排空膀胱、针灸、按摩、理疗、严格控制尿路感染等措施，于术后1~2周即可解除。

2. 切口感染

切口感染为术后早期并发症。当切口浅层感染，往往不伴有拖出肠管的吻合口裂开，可很快愈合，无不良后果。当感染较重造成吻合口裂开，往往出现后遗症如大便失禁、肛门口狭窄、直肠回缩、瘘管复发。术中注意无菌操作，拖出直肠长度要适度，避免张力性吻合。术后注意肛门护理。

3. 便秘

早期便秘可因肛门部切口疼痛或创伤的影响所致。注意调整饮食、肛门坐浴等，待肛门部切口愈合，便秘多可自然缓解；如有肛门狭窄，应指导家长做扩张肛门护理；症状仍不缓解，应注意术后直肠末端粪便潴留综合征。直肠末端粪便潴留综合征又称直肠无力或直肠扩张症，近年来报道病例较多，临床表现肛门直肠术后肛门切口位置、大小正常，肛门无瘢痕狭窄，但有持续便秘、腹胀、不全肠梗阻症状不缓解，营养不良，长期非手术治疗无效。

不论是继发或原发的轻度便秘，均应首先采用非手术疗法，如扩肛、洗肠、训练排便、调节饮食及服用缓泻药等。非手术疗法无效，症状逐渐加重者应考虑二次手术，可选用黏膜剥除、保留直肠肌鞘的腹会阴手术或切除扩张的乙状结肠。

4. 肛门狭窄

肛门狭窄的原因：① 术前肠道清洁准备不够认真；② 肛门切口太小或偏前，尤其女孩肛门切口与会阴后联合距离太短；③ 直肠黏膜与肛门皮肤切缘缝线过密或缝线结扎过紧，影响血供，切口愈合不佳；④ 直肠游离不充分，直肠回缩，瘢痕形成，导致肛门口既闭合不严又松弛不开；⑤ 术后肛管放置时间过长，或肛管硬、直径过大压迫切口引起缺血、坏死、感染；⑥术后护理不当，切口被尿、粪污染，导致切口感染；⑦术后未坚持扩肛。

预防：术后2周开始按上述要求扩肛。如非手术治疗无效，需要再次手术。

5. 直肠黏膜外翻

因肛门口径过大，经腹会阴肛门成形术时，保留在肛门外口的肠管过长或瘢痕挛缩致肛门不能完全关闭，造成直肠黏膜外翻，临床可出现不同程度的污便或大便失禁，影响排便功能。轻者每日用温盐水坐浴，促进瘢痕软化，多可随肛门括约肌功能的恢复而自愈。如黏膜外翻过多，非手术疗法不见好转，应将多余的黏膜切除。

6. 瘘管复发

肛门成形术后瘘管复发是较常见的并发症，其主要原因：①术式选择不当，术前对于直肠尿道瘘漏诊，只做肛门成形术，术后复发。②术中处理不当，游离直肠，特别是直肠前壁游离不充分，缝合直肠与皮肤时有张力，导致血供不佳，缺血坏死或缝线切割裂开，直肠回缩，原有瘘孔因直肠回缩，粪便污染使瘘孔处创面感染，引起远端闭锁的瘘管开放而复发；术中只将瘘管内口黏膜切开缝合结扎，瘘管未切断。③术后未留置导尿管，尿流未阻断或切口感染，使瘘管修补处感染裂开致瘘管再发。

预防：①术前均需做瘘道或尿道造影，也可配合肛门、直肠镜检；②术前做好肠道准备，必要时先行结肠造口；③手术前后必须留置导尿管。

7. 泌尿系并发症

肛门直肠畸形，特别是伴直肠尿道瘘者术后可发生一系列泌尿系并发症，如尿道狭窄、憩室、闭塞以及神经性膀胱等，发病率在24.5%～25.9%，值得重视。泌尿系并发症的防治在于正确选择术式，对伴有尿道瘘的肛门直肠畸形，应在术前行瘘道造影。了解瘘管的走向，先行结肠造口，采用后矢状入路肛门成形术，在直视下处理瘘管，可减少并发症的发生。为了及时发现和处理泌尿系并发症，定期随访观察十分必要。对尿道狭窄行尿道扩张术多可治愈，尿道憩室无症状者可不处理，如经常出现尿路感染或出现尿路结石应手术治疗。

8.术后肛门失禁

肛门失禁多见于高位肛门直肠畸形术后，但中、低位畸形术后亦可见。主要原因：① 肛门外括约肌损伤；② 肛门切口过大或遗留黏膜较多，出现黏膜外翻；③ 肛门切口感染，裂开，直肠回缩较多，肛周形成厚而硬的瘢痕，使肛门明显狭窄及闭锁不全；④ 高位畸形肛门成形术时，直肠盲端未能通过耻骨直肠肌环；⑤ 在会阴部及盆腔分离直肠时，损伤盆神经及会阴部神经，引起肛提肌或肛门外括约肌收缩无力；⑥ 肛门直肠畸形常伴有盆腔组织结构及神经发育的异常；⑦ 肛门直肠畸形常常伴有结肠动力功能的异常。

预防措施在于脱出直肠应通过耻骨直肠肌环及外括约肌中心，尽量保留和利用肛门内括约肌，会阴部切口不要 > 2cm；术中充分游离直肠盲端，以防直肠回缩及切口感染；注意勿损伤盆神经及肛周肌群；加强术后护理，定期扩肛及排便训练等十分重要。

第二节　先天性巨结肠

一、临床表现

(一) 肠梗阻

梗阻多为不完全性，有时可发展成为完全性。50% ~ 90% 的先天性巨结肠疾病（HD）患儿新生儿期出现腹胀、胆汁性呕吐、顽固性便秘。新生儿HD呕吐者不多，但如不治疗，梗阻加重则呕吐可逐渐增加，甚至吐出胆汁或粪液。至婴幼儿期常合并低位肠梗阻症状，严重时有呕吐，其内容为奶汁、食物。最后由于肠梗阻和脱水需急诊治疗，经洗肠、输液及补充电解质后病情缓解。经过一段时间后上述症状反复出现。正常新生儿生后24h以内排胎便者占97.7%，过期产儿为100%，但HD患儿24h未排出黑色胎便者占90%，是HD的特征性表现。部分患儿可能出现结肠、回盲部或阑尾穿孔。大部分患儿经处理（塞肛、洗肠等）能排便，经过治疗后部分患儿可以维持数天或1周排便，但便秘很快复发，仅有少数患儿出生后胎粪排出正常，1周或1个月后出现症状。肠梗阻情况不一定与无神经节细胞肠段的长短成正比，一些全结肠型无神经节细胞症患儿，1 岁之前仍可排便。除少数合并小肠结肠炎病儿外，多数患儿经过治疗可以缓解一段时间。由于无神经节细胞肠管持续性痉挛狭窄，随着便秘症状的加重和排便措施的失效，病情可转化为完全性肠梗阻，须立即行肠造瘘术以缓解症状。个别患儿平时虽能排出少量稀便气体，但肠腔内已有巨大粪石梗阻。

(二) 慢性便秘

大部分患儿在母乳喂养期间即出现便秘，其余部分患儿可以在幼儿期甚至成年期出现便秘。HD 患儿便秘与其他原因引发的便秘区别主要在于：胎粪排出延迟超过 48h，发育迟缓，显著腹胀，依赖于开塞露等灌肠药。

(三) 小肠结肠炎

10% 的 HD 会出现巨结肠引发的小肠结肠炎，表现为发热、腹胀、腹泻，可能会反复发作，甚至有致命的风险。因为 HD 主要表现为便秘，当出现腹泻时不容易考虑到 HD 的存在而误诊，因此需要仔细询问病史，间断发生梗阻、便秘和腹泻提示患儿可能是 HD。HD 相关性小肠结肠炎的病因一般认为是无神经节段肠管引起的功能性肠梗阻，导致细菌过度增殖和继发性感染，一般认为艰难梭状芽孢杆菌和轮状病毒为致病原。已有研究认为 HD 相关性小肠结肠炎导致肠道免疫功能改变，造成肠黏膜屏障功能障碍和细菌侵入。

(四) 相关疾病

HD 患儿可以伴有其他一系列先天性疾病，包括：肠旋转不良，四肢畸形，先天性心脏病，唇裂，腭裂，听力障碍，智力障碍，其他先天性畸形。

(五) 一般情况

新生儿由于反复出现低位性肠梗阻，患儿食欲缺乏，营养不良、贫血、抵抗力差，常发生呼吸道及肠道感染，如肠炎、肺炎、败血症、肠穿孔而死亡。至幼儿期，除上述症状外，患儿长期处于低蛋白血症，生长发育均差，加之肠内大量细菌繁殖毒素吸收，心、肝、肾功能均可出现损害。严重时患儿全身水肿，以下肢、阴囊更为显著。

二、辅助检查

(一) 影像学检查

直立前后位片：X线平片上可以看到低位性肠梗阻，淤胀扩大的结肠及液平，这种积气的肠段往往从盆腔开始，顺乙状结肠上行，而其远端则未见气体。新生儿时期结肠扩张不如儿童明显，主要表现为整个肠管胀气。

钡剂灌肠：钡剂灌肠是存价值的诊断方法，病变肠段肠壁无正常蠕动，肠黏膜光滑，肠管如筒状、僵直、无张力。如果显示典型的狭窄与扩张段和移行段即可明确诊断，其准确率达80%左右，应在24h后重复摄片，观察钡剂潴留情况，以便确诊及决定切除范围。

结肠传输试验，对于部分钡灌肠检查等有疑问的患儿，尤其是怀疑患儿患有巨结肠同源病，需要做结肠传输试验，试验可以了解全消化道功能，并帮助确认手术切除范围。

(二) 直肠肛管测压

HD患儿直肠肛管抑制反射（RAIR）消失。

(三) 直肠黏膜免疫组化检查

乙酰胆碱酯酶定性检查：乙酰胆碱酯酶阳性的副交感神经纤维，通常于靠近黏膜肌处分支为丰富，用特制黏膜吸取钳，在距肛门3cm、6cm各取一块组织检查HD时，可见直径增粗、数目众多的阳性纤维，根据其数目多少、粗细可判为 (+) ~ (+++)。

(四) 肠壁活检病理

如果诊断存有疑问，必要时可以采用腹腔镜辅助结肠肠壁多点全层组织活检，了解肠壁内神经丛及神经节细胞形态和数量，帮助确诊和决定切除范围。

(五) 诊断中的困惑及解决方案

诊断 HD 的经典方法包括钡灌肠、直肠肛管测压、直肠黏膜活检、乙酰胆碱酯酶检测、直肠活检等，这些方法各有优缺点，许多单位仅凭钡灌肠检查将小儿的顽固性便秘、钡灌肠结肠远端狭窄、近段扩张，诊断为先天性巨结肠而施行根治术。

钡灌肠虽然简单，但对 HD 的确诊率不高，可能将部分巨结肠同源病（HAD）误诊为 HD。

HD 患儿在腹部直立位 X 线平片上表现为低位肠梗阻的征象：可见明显的结肠扩张、结肠袋消失，而直肠内无气体影。部分病例可见大小不等、高低不平的气液平。钡灌肠如能见到明确的狭窄段和扩张段是诊断 HD 的重要征象。乙状结肠下端不规则收缩波、粪钡相混征的出现亦有诊断意义。另外，钡灌肠检查后 24h 复查腹部 X 线平片，如发现钡剂残留也提示巨结肠可能。放射线检查虽然为诊断 HD 提供了许多依据，但还不能仅依此确诊 HD，也不能区别 HD 与巨结肠同源病。

三、治疗

(一) HD 手术治疗

常用方案如下，各有优缺点。

1. 拖出型直肠结肠切除术（Swenson 手术）

此手术的特点是经腹腔游离直肠，在腹腔内切断直肠上端，切除扩大结肠。封闭两断端，然后将直肠内翻，结肠由直肠腔内拖出肛门外进行环状吻合。由于分离面广、出血多，术后并发症多，目前使用此法者已不多。

2. 结肠切除、直肠后结肠拖出术（Duhamel 手术）

开腹后在耻骨平面切断直肠，分离结肠至脾曲切除巨大结肠，近端结肠断端封闭。分离直肠后间隙至齿状线平面，将肛管后半环切开，分离至盆腔原已分开的通道。由此通道将结肠拖出肛门，行结肠、肛管后半环吻合。用两把血管钳将拖下的结肠前壁、直肠后壁"A"形钳夹。两钳间肠壁坏死，肠管相连贯通形成一新肠腔，前壁为原来无神经节细胞的直肠，后壁为拖下的结肠，有正常的蠕动功能。

3. 直肠黏膜剥除、鞘内结肠拖出术（Soave 手术）

直肠黏膜剥离，结肠由直肠肌鞘拖出与肛管黏膜吻合。

4. 经腹结肠切除、结肠直肠吻合术（Rehbein 手术）

在腹腔内切除巨大结肠行结肠直肠对端吻合。这一术式保留了约 5cm 的无神经节细胞肠段，相当于短段型 HD，术后常有便秘复发。

5. 直肠肛管背侧纵切、心形斜吻合术（简称心形吻合术）

即直肠背侧纵行劈开至齿线而不切除内括约肌，然后将拖出肛门外的正常结肠与直肠肛管作心形斜吻合术。最大限度地保留了内括约肌，同时也解决了内括约肌痉挛，从而基本上解决了术后感染污粪、失禁和便秘复发。

6. 腹腔镜辅助下巨结肠根治术

随着微创手术近年的发展，腹腔镜辅助巨结肠 Soave 根治手术获得广泛实施，围术期并发症少，远期并发症同开腹 Soave 手术。肛门处方法同开放手术，腹腔内使用超声刀和电钩进行游离，方法同开放手术，但是需要注意超声刀和电刀的热效应，低龄儿童要注意使用无损伤肠钳夹持肠管，避免肠管穿孔。拖拽结肠时，注意不要扭转，特别是结肠次全切除患儿，需要将全部结肠放置于盆腔，将结肠拖出后回盲部旋转 180°，一定反复确认有无扭转。按照心形吻合技术行末端直肠和近端结肠端端吻合，既有微创手术围手术期并发症少的优点，又有远期肛门控制功能佳的优点。

（二）HD 非手术治疗与传统中医的治疗

对于 HD 患儿，超短段型可以考虑扩肛治疗，这些患儿如果早期得到准确的诊断，可以综合采用扩肛和肛门排便训练和饮食调整，部分患儿可以得到痊愈。其次，对于小婴儿腹胀，考虑 HD 的可能性较大时，由于患儿的营养较差，容易发生围术期并发症，尽管许多中心报道对于低龄小婴儿行一期经肛门拖出术可以达到完美的效果，但是术后 5～7 年仍有不可控制的污粪，检查可以发现无齿线，直肠末端及肛管黏膜切除过多，丧失了感觉大便性状的功能。因此，对于经验不丰富的中心实施一期手术根治风险较大时，可以试行扩肛和非手术治疗，即使不能治愈，但一般短段型巨结肠均可以达到一定时间的缓解，待出生后 3～6 个月再行手术治疗，围术期风险大大降低。

第三节 先天性结肠狭窄和闭锁

一、病理

闭锁近端肠管明显扩张、肥厚、水肿，缺乏蠕动功能，远端肠管萎缩细小，形似鸡肠。如果回盲瓣完整而闭锁位于结肠肝曲以下，则形成盲瓣。在回盲瓣与闭锁之间的肠管高度扩张，肠壁菲薄，可导致缺血、坏死甚至穿孔。

结肠闭锁常伴发其他畸形：① 并指、多指及马蹄足等骨骼畸形；② 眼及心血管畸形；③ 腹裂、脐膨出等腹壁畸形；④ 先天性巨结肠；⑤ 先天性小肠闭锁与肠狭窄等畸形。

二、临床表现

结肠闭锁或狭窄的患儿在出生时一般无明显异常，但在出生后 24～48h 出现低位肠梗阻表现。患儿一般首先出现腹胀，因为梗阻的部位在远端肠管并通常为完全性梗阻，腹胀一般比较明显并逐渐加重。因为梗阻的部位在远端，呕吐可以出现较晚或相对较轻。粪汁样呕吐常较晚出现。结肠闭锁的患儿只能排出很少的胎粪或不排出胎粪，直肠指检也只能见到白色黏液而不是胎粪。在患儿查体时可能会发现合并其他畸形。

三、诊断

腹部 X 线平片检查。肠闭锁患儿的腹部 X 线平片可以出现多发性胀气肠襻和气液平面，尽管在新生儿期小肠和结肠很难分辨，在一段高度扩张的肠襻中出现一个较大液气平面常是诊断结肠闭锁的佐证。

结肠造影：诊断结肠闭锁或狭窄的标准检查方法是使用等渗性造影剂灌肠进行对比的结肠造影检查。应用造影剂灌肠造影检查不仅可确定闭锁部位，而且对于区分先天性巨结肠、胎粪性肠梗阻及小肠闭锁等具有重要价值。结肠闭锁时可发现胎儿结肠及结肠充盈不全，在 I 型闭锁有时可发现"风袋征"，即造影剂将闭锁隔膜推向近端形成袋状。在结肠狭窄时，可见造影剂从远端小而细的结肠通向近端扩张的结肠，有时很小的狭窄被胎粪堵塞，则表现为结肠闭锁的表现。

四、治疗

结肠闭锁与狭窄明确诊断后应立即手术治疗。手术方法：有两种术式可供选择，一种为结肠端端一期吻合术；另一种为先行结肠造口术，3~6个月后行肠吻合术。两种术式均可采用，可根据患儿全身状况、闭锁部位、近端肠管扩张程度、有无并发畸形等进行选择。

无论哪种术式，需要注意的是术中要对远端闭锁或狭窄的结肠组织进行病理活检，以查看远端结肠神经节细胞发育情况。因为结肠闭锁与狭窄容易合并肠神经节发育障碍。如果患儿合并肠神经节细胞缺如或发育不良等，则按照先天巨结肠症治疗原则处理。以免行一期吻合后出现再次梗阻，吻合口瘘等并发症发生。

第四节 结肠癌

一、临床表现

结肠癌早期常无特异性症状，发展后主要有下列症状。

(一) 排便习惯与粪便性状的改变

常为最早出现的症状。多表现为排便次数增加，腹泻，便秘，粪便中带血、脓或黏液。

(二) 腹痛

常为定位不确切的持续性隐痛，或仅为腹部不适或腹胀感，出现肠梗阻时则腹痛加重或为阵发性绞痛。

(三) 腹部肿块

多为瘤体本身，有时可能为梗阻近侧肠腔内的积粪。肿块大多坚硬，呈结节状。如为横结肠和乙状结肠癌可有一定活动度。如癌肿穿透并发感染时，肿块固定，且可有明显压痛。

(四) 肠梗阻症状

一般属结肠癌的中晚期症状，多表现为慢性低位不完全肠梗阻，主要表现是腹胀和便秘。腹部胀痛或阵发性绞痛。当发生完全梗阻时，症状加剧。左侧结肠癌有时可以急性完全性结肠梗阻为首先出现的症状。

(五) 全身症状

由于慢性失血、癌肿溃烂、感染、毒素吸收等，患者可出现贫血、消瘦、乏力、低热等。病情晚期可出现肝大、黄疸、水肿、腹水、直肠前凹肿块、锁骨上淋巴结肿大及恶病质等。

一般右侧结肠癌以全身症状、贫血、腹部肿块为主要表现，左侧结肠癌是以肠梗阻、便秘、腹泻、便血等症状为主要表现。

二、诊断

结肠癌早期症状多不明显，易被忽视。凡 30 岁以上有以下症状须考虑有结肠癌可能：① 近期出现持续性腹部不适、隐痛、胀气，经一般治疗症状不缓解；② 无明显诱因的大便习惯改变，如腹泻或便秘等；③ 大便带脓血、黏液或血便，而无痢疾、溃疡性结肠炎等病史；④ 沿结肠部位有肿块；⑤ 原因不明的贫血或体重减轻。对上述人群行纤维结肠镜检查或 X 射线钡剂灌肠或气钡双重对比造影检查，不难明确诊断。B 型超声和 CT 扫描检查对了解腹部肿块和肿大淋巴结，发现肝内有无转移等均有帮助。血清癌胚抗原（CEA）值约 60% 的结肠癌患者高于正常，但特异性不高，对于术后判断预后和复发有一定帮助。

三、治疗

(一) 治疗原则

推荐以手术切除为主的综合治疗。

（二）手术治疗

若非急性梗阻或穿孔，均需进行肠道准备，常用方法：术前基本正常进食，术前 12～24h 口服复方聚乙二醇电解质 2000～3000mL 或 10% 甘露醇溶液 1000～2000mL，不需清洁灌肠；也有术前 1 天口服泻药，如硫酸镁或番泻叶液等；术前 1 天常规口服甲硝唑 0.4g，每日 3 次；新霉素 1.0g，每日 2 次，可有效地达到清洁灌肠的功效，并能减少肠道细菌。

根治性结肠切除，需根据病变部位肠系膜根部血管所供血的肠段（区）决定切除范围；应包括肿瘤所在肠段和系膜根部血管及其周围淋巴结，做整块切除。按血管分布范围，分为以下 4 种手术方式。

1. 右半结肠切除术

适用于盲肠、升结肠及结肠肝曲部癌。先结扎切断回盲动脉根部、右结肠动脉根部、结肠中动脉分支或其根部及相应的静脉，切除血管根部周围的淋巴结，然后将包括 20～30cm 回肠末段、盲肠、升结肠及右半横结肠和右侧大网膜行整块切除。对于结肠肝曲的癌肿，除上述范围外，须切除横结肠和胃网膜右动脉组的淋巴结。

2. 横结肠切除术

适用于横结肠癌。结扎切断结肠中动、静脉根部；切除血管根部周围淋巴结及包括肝曲和脾曲的全部横结肠和全部大网膜。切除断端血液供应不佳时，可视情况扩大切除升结肠或降结肠，务必保证吻合口部血供良好。

3. 左半结肠切除术

适用于结肠脾曲部和降结肠癌。需结扎切断结肠左动脉根部或肠系膜下动脉根部、结肠中动脉左支及相应的静脉；切除血管根部淋巴结和包括左半横结肠、降结肠、部分或全部乙状结肠及左侧大网膜。

4. 乙状结肠癌的根治切除术

需结扎切断肠系膜下动脉根部及相应的静脉；切除血管根部淋巴结，根据乙状结肠的长短和癌肿所在的部位，分别采用切除整个乙状结肠和全部降结肠，或切除整个乙状结肠、部分降结肠和部分直肠，做结肠直肠吻合术。

手术过程中，应尽可能地防止癌细胞血行转移或局部种植。宜先在肿瘤远、近侧各 5～10cm 处将肠管及其边缘血管弓一并结扎，阻断肠腔。手术顺序：先结扎切断血管根部动、静脉，再逐步切除血管根部周围淋巴结及肠系膜，再切断肠管，游离切除包括肿瘤在内的肠管及肠系膜、大网膜。切除完成后，局部应以温热蒸馏水彻底冲洗。

结肠癌并发急性梗阻或穿孔者尽快行胃肠减压，纠正水、电解质紊乱和酸中毒。短时间准备后争取尽早手术。根据患者全身情况选用：① 半侧结肠切除，一期吻合，多用于右半结肠切除术；② 一期梗阻近侧结肠造口，择期根治切除；③ 梗阻之近侧与远侧肠管侧一侧吻合（捷径手术）；④ 一期肿瘤肠段切除，远、近侧结肠造口，二期肠吻合；⑤ 结肠次全切除，回 - 乙状结肠或回 – 直肠一期吻合；⑥ 癌肿已无切除可能，在梗阻近侧做永久性结肠造口。

结肠癌急性穿孔，穿孔不大、时间短和腹腔污染轻者，争取做一期切除吻合术。否则可采用：① 一期切除肿瘤，远、近侧断端造口，二期吻合；② 缝合修补穿孔，近侧结肠造口，视情况争取二期切除吻合。

结肠癌直接蔓延侵及胃、十二指肠、胰、脾、肾或输尿管等邻近器官，结肠癌本身尚可完整切除者，根据具体情况，可做结肠与其他器官联合切除。虽肿瘤本身尚可切除，而肠系膜根部淋巴结已不能完全切净，或有远位转移者，应争取姑息性切除。结肠癌已有肝转移，原发癌及系膜根部淋巴结尚能完全切除，而肝内属于局限的单发转移瘤，切除困难不大者，可在切除结肠癌的同时，切除肝转移癌。

Ⅰ期结肠癌单纯手术切除的 5 年生存率一般在 90% 以上，不需行辅助化疗。Ⅱ期结肠癌是否行辅助化疗尚有争议，大多数学者认为有下列不良预后因素的Ⅱ期结肠癌患者应行术后辅助化疗，不良预后因素包括：① 肿瘤细胞分化差（3 级或 4 级）；②T_4病灶；③ 伴有穿孔或梗阻；④ 淋巴管和（或）血管浸润；⑤ 周围神经侵犯；⑥ 手术检出淋巴结 ≤ 12 枚；⑦ 切缘阳性或切缘不可评价。Ⅲ期结肠癌是辅助化疗的绝对适应证。辅助化疗应在术后患者体力状况恢复以后但不超过 8 周内进行。

第五节 直肠癌

一、临床表现

直肠癌主要的临床表现为便血及排便习惯改变，多呈鲜血或暗红色血便，与粪便不混合，可含有血块和坏死组织，伴大便变细。排便次数增加，甚至每日数十次之多，可伴有排便困难、肛门坠胀感及排便不尽感。晚期因侵犯骶前神经可出现骶尾部剧烈持续性疼痛。癌肿侵犯前列腺、膀胱，可出现尿频、尿痛、血尿。晚期出现肝转移时可有腹水、肝大、黄疸、贫血、消瘦、水肿、恶病质等。

二、诊断标准

（一）症状

排便习惯改变，次数增多或便秘。大便带血或黏液血便，脓血便，便不尽感，便形变细。肿物局部侵犯可致直肠内或骶尾部疼痛、尿频尿痛等症状。癌肿转移至肝或腹膜，可出现肝大、黄疸、腹水等。

（二）体检

直肠指诊是诊断中下段直肠癌的重要方法。指诊时可触及突出、表面高低不平、质地硬的肿块，指套带血或黏液。

（三）实验室检查

常规检查血 CA 系列，CEA 升高有辅助诊断价值。血常规检查有时表现为血红素降低。粪便隐血试验可阳性，多次检查可提高检出率。

（四）辅助检查

直肠镜或乙状结肠镜检查可直视肿物，并取组织活检，明确肿物性质。术前尽可能行纤维结肠镜、结肠气钡双重造影或 CT 结肠重建以了解全结肠情况，排除结肠多发性病变或息肉病变。

三、治疗

手术切除是直肠癌的主要治疗方法，术后辅助放化疗可以提高Ⅲ期直肠癌患者的生存率。对于中低位的局部进展期直肠癌术前放化疗（新辅助治疗）能提高手术切除率、降低复发率，成为常规的治疗手段。因此，直肠癌的治疗强调以手术为主的综合治疗。

直肠癌根治术有多种手术方式，常见手术治疗包括：① 腹会阴联合直肠癌根治术（APR）；② 经腹前切除术（LAR）；③Parks 手术；④Hartmann 手术；⑤ 经肛门或经骶尾部局部切除等。近年来，双吻合器技术的应用使得中下段直肠癌的保肛率有了明显提高。全直肠系膜切除（TME）和保留盆自主神经的直肠癌根治术（PANP）的开展，有效地降低了直肠癌术后的局部复发率和减少了盆腔自主神经损伤。

直肠癌根治术应遵循 TME 原则：① 直视下在骶前间隙进行锐性分离；② 保持盆筋膜脏层的完整无损；③ 肿瘤远端直肠系膜切除不得少于 5cm，切除肠段至少距肿瘤 2cm。

近年来随着腔镜技术的不断成熟，手术器械的日益进步，腹腔镜直肠癌手术在一些微创中心逐渐开展，其疗效有待进一步的前瞻性随机对照研究结果。

第六章 甲状腺及甲状旁腺疾病

第一节 甲状腺炎

一、急性化脓性甲状腺炎

(一) 临床表现

临床表现可见发病急，甲状腺肿大、疼痛、压痛，伴发热、畏寒、寒战、心动过速。颈部后伸、吞咽时甲状腺疼痛加剧，疼痛可向两颊、两耳或枕部放射，甲状腺肿大多为单侧，偶可双侧，质硬，并有邻近器官或组织感染的征象。甲状腺脓肿形成时可有波动感，局部皮肤红、肿、痛。

(二) 辅助检查

血常规检查可见末梢血白细胞计数升高，以多形核白细胞为主，血培养可能为阳性，红细胞沉降率加快。一般甲状腺功能无变化，检测甲状腺摄 ^{131}I 率正常，血清 T_3、T_4 水平亦在正常范围。甲状腺扫描显像可见局部有放射性减低区。对反复发生本病或颈部脓肿的患者应排除是否有先天异常，应行食管吞钡或 CT 检查，是否来源于梨状窝的鳃囊窦道或梨状窝窦道瘘。

(三) 诊断

根据患者的临床表现及一般实验室检查即可做出诊断。诊断主要根据全身败血症症状，伴有高热、寒战、白细胞总数及中性粒细胞增高，或原有颈部化脓感染，随即出现甲状腺肿大、疼痛、压痛。需与亚急性肉芽肿性甲状腺炎鉴别。后者通常不侵犯颈部其他器官，疼痛相对较轻，红细胞沉降率明显增快，早期有一过性甲状腺功能亢进症症状及血 T_3、T_4 升高而甲状腺摄 ^{131}I 率降低的分离现象，甲状腺活检有多核巨细胞出现或肉芽肿形成。另外，进行性恶性甲状腺肿瘤（AMTT）也可发生局部坏死，类似急性化脓性甲状腺炎，但其预后差，病死率高应予以鉴别。

（四）治疗

局部热敷，卧床休息，合理使用抗生素，可根据脓液中细菌种类选用抗生素。如局部已形成脓肿或非手术治疗不能使感染消退时，则应手术切开引流，也可进行针吸治疗。

二、亚急性甲状腺炎

亚急性甲状腺炎可分为亚急性肉芽肿性甲状腺炎和亚急性淋巴细胞性甲状腺炎（又称无痛性甲状腺炎）两型。

（一）临床表现

亚急性甲状腺炎多见于中年女性，发病有季节性（夏季是其发病的高峰），发病时患者常有上呼吸道感染。典型者整个病程可分为早期伴甲状腺功能亢进症、中期伴甲状腺功能减退症（又可分为过渡期和甲状腺功能减退症期两期）及恢复期三期。

1. 早期

起病多急骤，常伴有上呼吸道感染的症状和体征，如发热，伴畏寒、疲乏无力和食欲缺乏，淋巴结肿大。最为特征性的表现为甲状腺部位的疼痛和压痛，常向颌下、耳后或颈部等处放射，咀嚼和吞咽时疼痛加重。甲状腺病变范围不一，可先从一叶开始，以后扩大或转移到另一叶，或始终限于一叶。病变腺体肿大，坚硬，压痛显著。亦有少数患者首先表现为无痛性结节、质硬、TSH 受抑制，需注意鉴别。病变广泛时滤泡内甲状腺激素及碘化蛋白质一过性大量释放入血，因而除感染的一般表现外，尚可伴有甲状腺功能亢进症的常见表现，如一过性心悸、神经过敏等，但通常不超过 2~4 周。

2. 中期（过渡期及甲状腺功能减退症期）

本病多为自限性，大多持续数周至数月可完全缓解，少数患者可迁延1~2 年，个别留有永久性甲状腺功能减退症的后遗症。当甲状腺滤泡内甲状腺激素由于感染破坏而发生耗竭，甲状腺实质细胞尚未修复前，血清甲腺激素浓度可降至甲状腺功能减退症水平。本病临床上大部分患者不出现甲状腺功能减退症期，经历甲状腺功能亢进症期后，由过渡期直接进入恢复期；少数患者出现甲状腺功能减退症期，可持续 2~4 个月，甲状腺功能逐渐恢复正常。个别患者由于甲状腺损坏严重，进入甲状腺功能减退症期后，不能恢复，留下永久性甲状腺功能减退症的后遗症。

3. 恢复期

症状逐渐好转，甲状腺肿及结节逐渐消失，也有不少病例遗留小结节，以后缓慢吸收。如果治疗及时，患者多可完全恢复。极少数变成永久性甲状腺功能减退症患者。

4. 复发

在轻症或不典型病例中，甲状腺仅略增大，疼痛和压痛轻微，不发热，全身症状轻微，临床上也可没有甲状腺功能亢进症或甲状腺功能减退症表现。本病病程长短不一，可有数周至 6 个月以上，一般为 2~3 个月。病情缓解后，尚可能复发。

(二) 诊断

依据甲状腺肿大、疼痛、有压痛，伴全身症状，发病前有上呼吸道感染史，红细胞沉降率增快，血清 T_3、T_4 升高而甲状腺摄 [131]I 率降低，呈分离现象，诊断常不难确定。诊断标准如下所述。

(1) 甲状腺肿大、疼痛、质硬、触痛，常伴上呼吸道感染症状和体征 (发热、乏力、食欲缺乏、颈淋巴结肿大等)。

(2) 红细胞沉降率加快。

(3) 甲状腺摄 [131]I 率受抑制。

(4) 一过性甲状腺功能亢进症。

(5) 抗甲状腺球蛋白抗体 (TGAb) 或抗过氧化酶抗体 (TPOAb) 阴性或低滴度。

(6) 甲状腺细针穿刺或活检有多核巨细胞或肉芽肿改变。

本病符合上述 4 条即可诊断。

(三) 治疗

(1) 症状较轻的患者不需特殊处理，可适当休息，并给予非甾体类消炎镇痛药。阿司匹林 0.5 ~ 1g 或吲哚美辛 (消炎痛) 25mg，每日 3 ~ 4 次，疗程约 2 周。

(2) 全身症状较重、持续高热，甲状腺肿大，压痛明显者，可采用肾上腺糖皮质激素治疗。首选泼尼松 20 ~ 40mg/d，在治疗后数小时即可出现疼痛缓解，甲状腺肿大开始缩小，用药 1 ~ 2 周后逐渐减量，疗程 1 ~ 2 个月，但停药后部分患者可能反复，再次用药仍然有效；亦可合用非甾体类消炎镇痛药，不但可消除疼痛，还可减少反复。甲状腺功能亢进症时，一般较轻，不需服用抗甲状腺药物治疗，有些患者可给予小剂量普萘洛尔。

(3) 如病程较长，有可能发生甲状腺功能减退症，对这些患者应考虑加服干甲状腺片 40 ~ 60mg/d，或 L-T$_4$100 ~ 150mg/d，直到功能恢复正常为止 (一般为 3 ~ 6 个月)。加服干甲状腺片可以加强垂体的反馈调节，减少 TSH 分泌，有利于甲状腺肿及结节的缩小及症状消除。

(4) 本病多可自行缓解，一般不需手术治疗。90% 以上的患者病情缓解后甲状腺功能亦恢复正常，只有 5% ~ 10% 的患者发生永久性甲状腺功能减退症，需给予终身替代治疗。

三、亚急性淋巴细胞性甲状腺炎

(一) 临床表现

1. 症状

主要表现是甲状腺功能亢进症，可有心动过速、怕热、多汗、疲劳、肌无力、体重下降等。但无甲状腺功能亢进症的突眼和胫前黏液性水肿，可有甲状腺功能亢进症本身所致的凝视、眼裂增宽。

2. 体征

包括典型的甲状腺功能亢进症体征，甲状腺轻度肿大或正常大小 (本病散发型 50% 无甲状腺肿)，甲状腺无触痛，质地较坚实。典型患者病程为在甲状腺功能亢进症期后接着是需要治疗的一过性甲状腺功能减退期，通常

1~8个月后甲状腺功能恢复。约有1/3患者甲状腺功能亢进症后会出现明显的甲状腺功能减退症期。极少数患者成为永久性甲状腺功能减退症。本病在产后1~2个月内发病率增高。

（二）诊断

本病早期表现为甲状腺功能亢进症，血 T_3、T_4 升高，甲状腺摄 ^{131}I 率降低，甲状腺不痛，亦无触痛等。该病较易漏诊，常易把产后甲状腺肿大或肿大加重看成非毒性甲状腺肿，而且往往不考虑"慢性虚弱综合征"的乏力、精神障碍可能与甲状腺的变化有关系。偶尔可以长期低热为突出表现，以"发热待查"而做其他检查，忽略了亚急性甲状腺炎可能。对于产后1年内出现的疲劳、心悸、情绪波动或甲状腺肿大的任何妇女都应怀疑有产后甲状腺炎的可能。诊断中应注意因缺乏甲状腺激素使垂体假腺瘤性增生的高催乳素血症及真正的产后发生 PRL 瘤的鉴别。产后甲状腺功能障碍引起的长期闭经应注意避免与 Sheehan 病或自身免疫性垂体瘤相混淆。

（三）治疗

本病的治疗为对症处理。患者症状常轻微而短暂，故不需特殊治疗。

（1）对于甲状腺功能亢进症症状非常明显者，可用 β 受体阻滞药如普萘洛尔，不必用抗甲状腺药物，手术与放射性核素治疗当属禁忌。本病甲状腺不痛，一般不需要用糖皮质激素治疗。分娩后即采用泼尼松 20mg/d，2个月后逐渐减量，但疗效及是否合理尚待进一步证实。

（2）甲状腺功能减退症期，如症状持续时间延长或加重，可采用 L-T_4 或干甲状腺片替代治疗3~6个月，然后停药。永久性甲状腺功能减退症者则需终身替代治疗。过量的碘吸收对临床和实验性自身免疫性疾病存在有害的影响。甲状腺功能减退最易发生在日摄碘量高于日需要量的、有 PPT 病史的妇女，因此，除缺碘地区外，对于产后甲状腺炎或有该病史者，应避免过多接受碘。甲状腺激素不能预防再次妊娠后产后甲状腺炎的复发和永久甲状腺功能减退症的发生。

第二节　甲状腺癌

甲状腺癌大多为原发性，根据起源于滤泡细胞或滤泡旁细胞，可将原发性甲状腺癌分为滤泡上皮癌和髓样癌两大类。而滤泡上皮癌又可分为乳头状癌、滤泡状癌及未分化癌。

一、原发性甲状腺癌临床表现

(一) 症状

甲状腺肿块多数在无意中或普查时发现，增长速度较快，有的患者出现声音嘶哑或呼吸、吞咽困难，亦有甲状腺肿块不明显而首先发现颈淋巴结肿大者。

(二) 体征

甲状腺癌多为单个结节，结节可为圆形或椭圆形，有些结节形态不规则，质硬而无明显压痛，常与周围组织粘连而致活动受限或固定。若发生淋巴结转移，常伴有颈中下部、胸锁乳突肌旁肿大的淋巴结。一般来说，甲状腺单个结节比多个结节、小的实质性结节比囊性结节、男性比女性发生甲状腺癌的可能性大，但多发性结节、囊性结节均不能排除甲状腺癌的可能。家族性甲状腺髓样癌常为双侧肿块，并可有压痛。

甲状腺癌较大时可压迫和侵袭周围组织与器官，常有呼吸困难、吞咽困难及声音嘶哑。远处转移时，可出现相应的临床表现。甲状腺髓样癌可有肠鸣音亢进、气促、面颈部阵发性皮肤潮红、血压下降及心力衰竭等类癌综合征体征。

二、诊断

甲状腺癌的诊断应综合病史、临床表现和必要的辅助检查结果。

（1）甲状腺癌患者的主诉常常为"颈部肿块"或"颈部结节"。在病史询问中，要特别注意肿块或结节发生的部位、时间、生长速度，是否短期内迅速增大；是否伴有吞咽困难、声音嘶哑或呼吸困难；是否伴有面容潮红、心动过速及顽固性腹泻等表现；是否因患其他疾病进行过头颈部、上纵隔放射治疗及有无 RAI 治疗史等；是否暴露于核辐射污染的环境史；从事的职业是否有重要放射源及个人的防护情况等。髓样癌有家族遗传倾向性，家族中有类似患者，可提供诊断线索。

（2）检查时肿块边界欠清，表面高低不平，质硬，活动度小或完全固定，颈部常可扪及肿大淋巴结。髓样癌约有15%病例呈家族性倾向，可伴发肾上腺嗜铬细胞瘤和甲状旁腺瘤等内分泌系统新生物。

（3）既往有头颈部的 X 线照射史。现已确诊85%的儿童甲状腺癌的患者都有头颈部放射史。

（4）B 超有助于诊断。放射性核素扫描，大多数甲状腺癌表现为冷结节。

（5）血清降钙素测定对早期诊断甲状腺髓样癌有十分重要的价值，用放射免疫法测定。

（6）有多发性内分泌腺瘤病的家族史者，常提示甲状腺髓样癌。

（7）孤立性甲状腺结节质硬、固定，或合并压迫症状。

（8）存在多年的甲状腺结节，突然生长迅速。

（9）有侵犯、浸润邻近组织的证据；或扪到分散的肿大而坚实的淋巴结。

（10）借助 ^{131}I 甲状腺扫描、细胞学检查、颈部 X 线平片、间接喉镜等检查，可明确诊断。

（11）确诊应依靠冷冻切片或石蜡切片检查。

三、治疗

（一）手术治疗

甲状腺癌一经诊断或高度怀疑甲状腺癌患者，一般均需尽早手术治疗。

1. 术前准备

手术前（特别是手术因故推迟时）服用 L-T$_4$ 进行抑制性治疗，可使手术操作更容易，同时也可抑制癌细胞的扩散。手术时应常规行病理检查，以进一步明确病变性质及决定手术方式。

2. 甲状腺癌的手术方式和范围

根据布达佩斯国家肿瘤研究所和医学院的建议及美欧的普遍意见和经验，一般标准术式是甲状腺近全切，仅遗留 2 ~ 4g 上叶组织，并清扫全部可疑淋巴结。术中应仔细探查颈部淋巴结，如颈部淋巴结受累，应行颈部淋巴结清除术。术后 4 周可根据甲状腺癌的组织类型、是否转移与浸润来进行术后的残留或复发组织的放射碘扫描及放射碘治疗。放射碘全身扫描可确定颈部残留的甲状腺组织及癌组织，同时也可确定远处的转移灶。

(二) 术后治疗

1. 术后放化疗的原则

对肿瘤直径 < 1cm 的低危复发患者，术后不必行局部放疗，但对肿瘤直径 > 1cm 的低危复发患者和所有高危复发患者，在术后必须进行放疗，或给予治疗量的放射性碘。如肿瘤的摄碘能力很差，应行外放射治疗。

甲状腺癌术后应常规用 L-T$_4$ 替代治疗，以维持甲状腺功能，如肿瘤摘除后仍保留有足够的甲状腺组织，一般亦主张加用 L-T$_4$ (或干甲状腺片)，其目的是抑制 TSH 分泌，防止肿瘤复发。不论是何种甲状腺癌，均应在术后 (至少 5 年内) 应用 L-T$_4$，抑制血 TSH 水平在 0.1mU/L 以下 (sTSH 或 uTSH 法)，5 年后可用 L-T$_4$ 维持在 0.1 ~ 0.3mU/L 范围内。

2. 术后患者的病情变化

可能有 3 种主要类型。

(1) 局部复发或远处转移。

(2) 临床上有或无症状体征；用 T$_4$ 治疗时，血 Tg 正常或稍高，停用 T$_4$ 后 Tg 升高。

(3) 无复发的临床表现和影像学依据，用 T$_4$ 治疗时或停用 T$_4$ 后 Tg 均正常，后两类患者均应积极使用 T$_4$ 抑制 TSH 分泌，一旦确诊为复发，应再次手术或采取放射性碘治疗。

3. 术后追踪的主要生化指标

主要追踪血清 TSH 和 Tg，一般每 3 ~ 6 个月复查 1 次。必要时可定期行 B 超或 CT、MRI 检查，亦可考虑作全身放射碘扫描追踪 (至少相隔 2 年)。如临床上高度怀疑有复发，而上述影像检查阴性，可考虑做 [201]T1，或 [99m]Tc

(^{99m}Tc-sesta-MlBl) 扫描，或 18 氟 - 脱氧葡萄糖 -PET，或 UC- 蛋氨酸 -PET 扫描，以确定复发病灶的部位和程度。

4. 放射性碘治疗

^{131}I 扫描能显示手术后的残余癌组织或远处转移灶。如果患者首先使用 L-T$_4$（50 ~ 7μg）进行替代治疗，当停用 3 周后，患者 TSH 水平升高。再经 2 ~ 3 周，当血清 TSH 上升到 50mU/L 时，可服用 ^{131}I 5 ~ 10mCi，72h 后行全身扫描。近来，人们已改用重组的人 TSH（rhTSH）先刺激甲状腺（包括含 TSH 受体的癌细胞）及 PET 扫描来对转移灶进行定位与追踪，方法可靠，灵敏度高。如果发现残留的甲状腺癌组织或转移灶，通常可施以 ^{131}I 50 ~ 60 mCi，如果是有功能的转移癌则剂量加倍。一般 ^{131}I 总量为 100 ~ 150mCi。1 ~ 2d 后可继以 TH 抑制治疗，将血清 TSH 抑制到 < 0.1mU/L 或对 TRH 全无反应为止。一般 T$_4$ 的用量为 300μg。定期的 ^{131}I 扫描要根据患者的情况而定，以每 6 个月 1 次为宜。如果前次扫描已发现有转移病灶，则需要再次进行 ^{131}I 全身扫描。而对甲状腺球蛋白不高，前次 ^{131}I 扫描证明无转移的患者，则不需再次扫描，但可在手术 1 年后重复扫描。扫描显示复发，则再次使用 ^{131}I 治疗，并且剂量较前次要大，但 ^{131}I 的总治疗量不超过 500mCi。扫描显示无复发，则继续使用 T$_4$ 治疗。TH 治疗的目的一方面是替代，维持甲状腺的正常功能，另一方面是反馈抑制 TSH 分泌。

（三）放射治疗

未分化癌具有一定的放射敏感性，可采用放射线治疗。乳头状、滤泡状及髓样癌一般不采用放疗。但当乳头状、滤泡状癌组织无摄碘功能或髓样癌术后有高 CT 状态及难以切除的复发癌、残余癌和骨转移癌，亦可用外放射治疗。

（四）化疗

甲状腺癌对化疗不敏感，可用于甲状腺癌综合性姑息治疗。对晚期甲状腺癌或未分化癌可试用环磷酰胺、多柔比星（阿霉素）等治疗。

手霉素为法尼基 - 蛋白转移酶抑制药，常单独或与其他药物联合用于治疗未分化性甲状腺癌。

近年来开始试用的单克隆抗体靶向治疗可能是治疗甲状腺癌（主要是髓样癌）的一种新途径（如抗 CEA 放射标记的抗体）。近年来试用生长抑素类似物和干扰素治疗甲状腺髓样癌，有一定疗效，化疗药物与免疫调节药合用，可提高机体免疫力，加强抗癌效果。

(五) 经皮乙醇注射治疗

经皮乙醇（酒精）注射治疗主要用于实性小至中等结节的治疗。对拒绝行 ^{131}I 治疗或手术治疗的良性结节亦可考虑用此法治疗。注射乙醇最好在 B 超引导下进行，在结节内找到血管最丰富的区域后，用 21～22 号针头注入乙醇。治疗前和治疗后应追踪 TSH、FT_4、FT_3 和 Tg。此法可有 60% 左右的治愈率。

乙醇注射主要用于治疗无功能性甲状腺结节、高功能结节和甲状腺腺瘤。对甲状腺癌患者，尤其是有转移和局部压迫症状者，不能首选乙醇注射治疗。

(六) 对症治疗

甲状腺癌术后出现甲状旁腺功能减退时，可补充钙剂和维生素 D。甲状腺髓样癌伴类癌综合征时，可服用赛庚啶缓解症状。

第三节　甲状旁腺功能亢进症

一、临床表现

悲叹、呻吟、结石、骨病（moans, groans, stones and bones; 4S）是本病的典型症状。以往的甲状旁腺功能亢进症（PT）主要是骨骼和泌尿系病变，患者可有多种症状和体征，包括复发性肾石病、消化性溃疡、精神改变及广泛的骨吸收。目前大多数患者在发现时没有症状或诉说的症状相当含糊。精神神经的症状较前多见（尤其在老年病例）。约 50% 无症状 PT 患者只表现为血清钙、磷生化改变和血 PTH 升高。具有显著高钙血症的患者可表现出前述高钙血症的症状和体征。

临床症状可分为高血清钙、骨骼病变和泌尿系等3组，可单独出现或合并存在，一般进展缓慢，常数月或数年才引起患者的注意，甚至不能叙述明确的发病时间。在极少数情况下，该病可以突然发病，患者可有严重的并发症，如明显的脱水和昏迷（高钙血症性甲状旁腺危象）。

(一) 高钙血症

正常情况下，与正常的血清钙水平对应的是正常的PTH水平。并且，低血清钙常伴有PTH升高，而高血清钙常伴PTH降低。PT时PTH升高，但血清钙亦高。血清钙增高所引起的症状可影响多个系统。中枢神经系统方面有淡漠、消沉、性格改变、反应迟钝、记忆力减退、烦躁、过敏、多疑多虑、失眠、情绪不稳定和衰老加速等。偶见明显的精神症状，如幻觉、狂躁甚至昏迷。某些患者在甲状旁腺切除后，神经精神表现可逆转。近端肌无力、易疲劳和肌萎缩亦可完全消失，一般无感觉异常。消化系统表现一般不明显，可有腹部不适及胃和胰腺功能紊乱。高血清钙致神经肌肉激惹性降低，胃肠道平滑肌张力降低，蠕动缓慢，引起食欲缺乏、腹胀、便秘，可有恶心、呕吐、反酸、上腹痛。高血清钙可刺激促胃液素分泌，胃酸增多，10%~24%患者有消化性溃疡，随着手术治疗后高血清钙症被纠正，高胃酸、高促胃液素血症和消化性溃疡亦缓解。钙离子易沉着于有碱性胰液的胰管和胰腺内，激活胰蛋白酶原形成胰蛋白酶，5%~10%患者有急性或慢性胰腺炎发作。临床上慢性胰腺炎为甲状旁腺功能亢进症的一个重要诊断线索，一般胰腺炎时血清钙降低，如患者血清钙正常或增高，应追查是否存在甲状旁腺功能亢进症。高血清钙还可引起心血管症状，如心悸、气短、心律失常、心力衰竭及眼部病变（如结合膜钙化颗粒、角膜钙化及带状角膜炎）等。

(二) 骨骼系统表现

1. 骨骼广泛脱钙

骨骼受累的主要表现为广泛的骨关节疼痛，伴明显压痛。绝大多数患者有脱钙，骨密度低。开始症状是腰腿痛，逐渐发展到全身骨及关节，活动受限，严重时不能起床，不能触碰，甚至在床上翻身也引起难以忍耐的全身性疼痛。轻微外力冲撞可引起多发性病理性骨折，牙齿松动脱落，重者有骨畸形，如胸廓塌陷变窄、椎体变形、骨盆畸形、四肢弯曲和身材变矮。有囊样改变的骨骼常呈局限性膨隆并有压痛，好发于颌骨、肋骨、锁骨外 1/3 端及长骨。易误诊为有巨细胞瘤，该处常易发生骨折。病程长、肿瘤体积大、发病后仍生长发育的儿童或妊娠哺乳者骨病变更为严重。骨髓被纤维结缔组织填充而出现继发性贫血和白细胞减少等。80% 以骨骼病变表现为主或与泌尿系结石同时存在，但亦可以骨量减少和骨质疏松为主要表现，而纤维性囊性骨炎罕见。

2. 骨质软化

呈广泛性骨密度减低，程度不等，重者如软组织密度，骨皮质变薄、骨髓腔增大。骨小梁模糊不清，同时可合并长骨弯曲变形、三叶骨盆、双凹脊椎、胸部肋骨变形，致胸廓畸形，可有假骨折线形成。

3. 骨膜下骨质吸收

常发生于双手短管状骨，表现为骨皮质外缘呈花边状或毛刺状，失去骨皮质缘的光滑锐利外观。严重者呈局限性骨缺损。骨皮质内缘亦可有类似改变，为骨内膜下骨质吸收的表现。骨膜下骨质吸收是甲状旁腺功能亢进症的可靠征象，但要注意以下两点：① 轻型或早期患者可无此表现；② 继发性甲状旁腺功能亢进症（特别是肾性骨营养不良症）可有此种表现，诊断时应加以排除。

骨质吸收亦可见于关节软骨下、锁骨近端或远端的软骨下骨、后肋上、下缘骨膜下及指（趾）末节丛状部等处。掌指骨骨膜下骨质吸收以摄放大像（小焦点 0.3mm）或普通照片用放大镜观察显示更清楚。

4. 骨囊性病变

包括破骨细胞瘤（或棕色瘤）和皮质囊肿。前者为较大的骨质密度减低区，圆形或不规则形，与正常骨分界清楚，可发生于骨盆骨、长骨、肋骨等处，直径为 2 ~ 8cm，常为多发。手术切除甲状旁腺腺瘤后，此种病变可以消退，仅在原囊壁处残留条状高密度影。皮质囊肿为骨皮质膨起的多发小囊性改变。棕色瘤为甲状旁腺功能亢进症的特异表现，具有较高的诊断价值，但常被误诊为骨巨细胞瘤、骨囊肿或骨纤维异常增生症。棕色瘤发生在骨软化的背景上，常呈分叶状，发生在长骨骨干呈多发性，有时棕色瘤巨大，伴骨折。当甲状旁腺功能亢进症的病因去除后，棕色瘤可消失。这些特点可与骨肿瘤或骨的肿瘤样病变相区别。

5. 颅骨颗粒状改变

在骨密度减低的情况下，颅骨出现大小不等、界限不清的颗粒状高密度影，使颅骨呈现密度不均的斑点状，并夹杂小圆形低密度区，以额骨明显。颅骨外板模糊不清。

6. 病理性骨折

骨折往往发生在骨棕色瘤部位，有时表现为明显弯曲变形，有如小儿的青枝骨折，常见为四肢长骨、肋骨、脊椎骨、锁骨、骨盆骨，常为反复多发骨折，骨折处有骨痂生成。

(三) 泌尿系统表现

长期高钙血症可影响肾小管的浓缩功能，同时尿钙和磷排量增多，因此，患者常有烦渴、多饮和多尿。可反复发生肾或输尿管结石，表现为肾绞痛或输尿管痉挛的症状，血尿或砂石尿等，也可有肾钙盐沉着症。结石一般由草酸钙或磷酸钙组成。结石反复发生或大结石形成可以引起尿路阻塞和感染，一般手术后可恢复正常，少数可发展为肾功能不全和尿毒症。肾钙质沉着也可引起肾功能下降和磷酸盐滞留。原发性甲状旁腺功能亢进症患者肾石病的发生率国外为 57%～90%（国内为 41%～49%）。单纯肾石病而无骨病变的甲状旁腺功能亢进症患者甚少见。

(四) 软组织钙化 (肌腱、软骨等处)

软组织钙化可引起非特异性关节痛，常先累及手指关节，有时主要在近端指间关节，皮肤钙盐沉积可引起皮肤瘙痒。新生儿出现低钙性手足抽搐应检查其母有无甲状旁腺功能亢进症。软骨钙质沉着症和假痛风在原发性甲状旁腺功能亢进症中较常见。对这些患者要仔细筛选。偶尔假痛风可以作为本病的首发表现。在老年人中常存在有其他疾病（如高血压、肾功能减退、抑郁症），选择手术治疗要慎重。

二、诊断

(一) 基本诊断依据

原发性甲状旁腺功能亢进症的诊断主要依靠临床和实验室资料。临床上遇有以下情况者，应视为本病的疑诊对象。

(1) 屡发性、活动性泌尿系结石或肾钙盐沉积症者。

(2) 原因未明的骨质疏松，尤其伴有骨膜下骨皮质吸收和 (或) 牙槽骨板吸收及骨囊肿形成者。

(3) 长骨骨干、肋骨或锁骨巨细胞瘤，特别是多发性者。

(4) 原因未明的恶心、呕吐，久治不愈的消化性溃疡，顽固性便秘和复发性胰腺炎者。

(5) 无法解释的精神神经症状，尤其是伴有口渴、多尿和骨痛者。

(6) 阳性家族史者及新生儿手足搐搦症者的母亲。

(7) 长期应用抗惊厥药或噻嗪类利尿药而发生较明显的高钙血症者。

(8) 高尿钙伴或不伴高钙血症者。

(二) 定位诊断

PT 的定位诊断对于 PT 的手术治疗非常重要。诊断方法包括 B 超、CT、MRI 检查、数字减影血管造影和核素扫描等。对有经验的外科医师第一次手术探查的成功率可达 90%~95%。第一次颈部探查前的定位诊断主要是仔细的颈部扪诊，符合率约为 30%。高分辨 B 超可显示甲状旁腺腺瘤，其阳性率也较高。如第一次手术失败，则再次手术前的定位诊断尤其重要。

1. 颈部超声检查

B 超 (10 Hz) 可显示较大的病变腺体，定位的敏感性达 89%，阳性正确率达 94%。假阴性的原因是位置太高或太低，或藏在超声暗区，腺体太小等。检查时，患者取仰卧位，颈部后伸，肩部垫枕，做纵切面及横切面检查，对每枚腺体做 3 个方位测定。有时颈部斜位、头转向左或右侧，可帮助显露腺体。

2. 放射性核素检查

(1) ^{123}I 和 ^{99m}Tc-sestamibi 减影技术可发现 82% 的病变。

(2) ^{99m}Tc 和 ^{201}T1 双重核素减影扫描 (与手术符合率可达 92%) 可检出直径＞1 cm 的病变，对于甲状腺外病变也特别敏感，阳性率为 83%，敏感性为 75%。

3. 颈部和纵隔 CT 检查

颈部和纵隔 CT 检查能发现纵隔内病变，对位于前上纵隔腺瘤的诊断符合率为 67%。可检出直径＞1cm 的病变。对手术失败的病例，可利用高分辨 CT 检查以排除纵隔病变。

4. 选择性甲状腺静脉取血测免疫反应性甲状旁腺激素 (iPTH)

血 iPTH 的峰值点反映病变甲状旁腺的位置，增生和位于纵隔的病变则双侧甲状腺上、中、下静脉血的 iPTH 值常无明显差异。虽为创伤性检查，但特异性强、操作较易，定位诊断率为 70%～90%。国内用此方法定位正确率为 83.3%。

5. 选择性甲状腺动脉造影

选择性甲状腺动脉造影对其肿瘤染色的定位诊断率为 50%～70%。动脉造影可能发生严重的并发症，主要为短暂的脊髓缺血或脊髓损伤的危险性。因此，这项检查应慎用，造影剂的剂量不可过大、浓度不可过高、注射速度不可过快。手术探查前 1h 静脉滴注亚甲蓝 5mg/kg，可使腺体呈蓝色，有助于定位。再次探查的病例，亦可选择有创性检查方法：① 静脉插管，在两侧不同水平抽血查 PTH；② 动脉造影，可显示增大的腺体，有 70%～85% 患者可定位。

(三) 诊断标准

(1) 具备以下第 ①～⑧ 项即可诊断。① 血清钙经常＞2.5mmol/L ，且血清蛋白无显著变化，伴有口渴、多饮、多尿、尿浓缩功能减退、食欲缺乏、恶心、呕吐等症状；② 血清无机磷低下或正常下限 (＜1.13mmol/L)；③ 血氯上升或正常上限 (＞106mmol/L)；④ 血 ALP 升高或正常上限；⑤ 尿钙排泄增加或正常上限 (＞200mg/d)；⑥ 复发性两侧尿路结石，骨吸收加速 (广泛的纤维囊性骨炎，骨膜下骨吸收，牙槽硬线消失，病理骨折，弥漫性骨量减少);⑦血 PTH 增高(> 0.6μg/L)或正常上限;⑧无恶性肿瘤。若偶然合并恶性肿瘤,则手术切除后上述症状依然存在。

(2) 具备以下第①~③项及第④项中的 a 即可诊断,兼有第④项 b 及第⑤项可确诊,第⑥项可作为辅助诊断。①周身性骨质稀疏,以脊椎骨及扁平骨最为明显。②颅骨内外板模糊不清,板障增厚呈磨玻璃状或颗粒状改变。③纤维囊性骨炎样改变,可成网格状及囊状改变。④骨膜下骨吸收。a. 皮质的外缘密度减低或不规则缺失,呈花边状或毛糙不整,失去原有清晰的边缘;b. 指骨骨膜下骨吸收最为典型,尤常见中指中节骨皮质外面吸收,出现微细骨缺损区。⑤软骨下骨吸收,锁骨外端、耻骨联合等处。⑥常伴有异位钙化及泌尿系结石。

三、治疗

(一) 一般治疗

1. 多饮水

限制食物中钙的摄入量,如忌饮牛奶,注意补充钠、钾和镁盐等,并禁用噻嗪类利尿药、碱性药物和抗惊厥药物。慢性高血清钙者,可口服 H_2 受体拮抗药,如西咪替丁(甲氰咪胍),0.2g,每日 3 次。或肾上腺能阻滞药,如普萘洛尔(心得安)10mg,每日 3 次。必要时加用雌激素、孕激素或结合雌激素治疗。

2. 降钙素

鲑鱼降钙素 4~8U/kg,肌内注射,6~12h 1 次,或酌情增减剂量。密钙息为人工合成的鲑鱼降钙素,1 次 50~100U,肌内注射,每日或隔日 1 次。依降钙素为合成的鳗鱼降钙素益钙宁,每支 20U,每周肌内注射一次既可以抑制骨吸收,与二磷酸盐共用时还可急速降低血清钙。

3. 磷酸盐

磷酸盐常用制剂有多种,可根据需要选用,如磷酸钠或磷酸钾,1~2g/d。如血清钙升高较明显,宜用中性磷酸盐溶液治疗。中性磷酸盐溶液含磷酸氢二钠($Na_2HPO_4·12H_2O$)和磷酸二氢钾($KH_2PO_4·2H_2O$)。配制方法:磷酸氢二钠 96.3g,磷酸二氢钾 10.3g,混合后加水至 500mL(每 10 毫升含元素磷

215mg），每日口服 30～60mL。近年来发现，二磷酸酯与内生焦磷酸盐的代谢关系密切，二磷酸酯与骨组织的亲和力大，并能抑制破骨细胞的功能，可望成为治疗本病的较佳磷酸盐类。其中应用较多的有羟乙二磷酸盐（EHDP）和双氯甲基二磷酸盐（Cl₂MDP）。其疗效和耐受性均优于中性磷酸盐。应用磷酸盐治疗期间，应注意肾功能变化和导致异位钙化的可能。

（二）高血清钙危象的治疗

1. 高血清钙危象的临床特点

血清钙高于 3.75 mmol/L（15mg/mL）时，可发生高血清钙危象，若抢救不及时，常突然死亡。如血清钙高于 3.75 mmol/L，即使无症状或症状不明显，亦应按高血清钙危象处理。如高血清钙患者出现恶心、呕吐，应警惕发生危象可能。

2. 高血清钙危象的诊断

诊断 PT 高血清钙危象要有 3 个条件：① 存在 PT；② 血清离子钙水平超过 1.87mmol/L［正常人血清离子钙水平为（1.18±0.05）mmol/L，甲状旁腺功能亢进症血清离子钙水平 ≥ 1.28mmol/L］；③ 临床出现危象症状。

3. 高血清钙危象的治疗

（1）输液：高血清钙危象者因畏食、恶心、呕吐常伴有脱水，加重高血清钙及肾功能不全，故迅速扩充血容量至关重要。恢复血容量、增加尿量和促使肾排钙，静脉输注生理盐水，补充钠盐，产生渗透性利尿作用，随着尿钠的排出，钙也伴随排出体外。需输注大量 5% 葡萄糖生理盐水，输液量控制在每 4 小时 1000mL。第 1 日需输注生理盐水 4～8L，最初 6h 输入总量的 1/3～1/2，小儿、老年人及心、肾、肺衰竭者应慎用，并将部分生理盐水用 5% 葡萄糖溶液代替。

（2）利尿：血清钙过高，每日尿量过少者在补充血容量后予以利尿，使尿量保持在 100mL/h 以上。可选用呋塞米（速尿）20～40mg，每日 3～4 次，或 40～100mg 静脉注射。呋塞米能提高大量输液的安全性，既可避免发生心力衰竭、肺水肿，又可抑制肾小管重吸收钙，有利于降低血清钙，利尿排钙。亦可选用其他利尿药，如依地尼酸（利尿酸钠）50～200mg 静脉推注等，血清钙过高患者每 1～2 小时可以重复注射。但应避免使用噻嗪类利尿药。

利尿仅能暂时降低血清钙，故应与其他治疗措施结合使用。

（3）补充电解质：每日监测血、尿电解质，以决定钠、钾、镁的补充量。治疗期间应每4~6小时测定血清钙、镁、钠、钾，注意维持电解质平衡。一般情况下，每排尿1000mL需补充20mmol氯化钾和500mmol氯化钠。

（4）磷酸盐：每6小时口服1次，每次20~30mL，可供230~645mg元素磷，使血清钙下降。如果急需降低血清钙，可静脉注射中性磷溶液，其配方为Na_2HPO_4 0.081克分子，KH_2PO_4 0.019克分子，加蒸馏水到1000mL，每升含磷元素3.1g，常用量为每6~8小时静脉输入500mL。血清磷高于0.97mmol/L（3mg/dl）者慎用，静脉注射过量磷酸盐可引起严重低血清钙。口服磷酸盐时禁服抗酸药，以防与磷酸盐结合而妨碍吸收。若降低血清钙的效果不佳，可改用磷酸盐灌肠或静脉滴注。应用期间要监测血清钙磷和肾功能，防止低钙血症和异位钙化的发生。

（5）透析：首选血液透析，无条件时亦可采用腹膜透析，但必须采用无钙透析液。

（6）急诊手术：甲状旁腺危象多数系腺瘤所致，且一般病程较晚，肿瘤体积较大，易定位，因而更趋向于做单侧探查。手术时机掌握在血清钙下降到相对安全的水平，或血清钙上升停止而开始下降，患者全身情况可以耐受手术时，施行急诊手术，一般效果良好。

（7）其他疗法：其他疗法有如下几种。①放射性保护有机磷制剂。WR-2721具有迅速降低PTFI分泌的作用，但有较明显的不良反应。②无升高血清钙的维生素D制剂。在慢性肾功能不全所致的甲状旁腺功能亢进症中有较好的疗效，亦可用于PT的治疗。另一方面，PT患者体内存在高PTH、低25-（OH）D_3现象，提示PT患者伴有维生素D不足或缺乏。③二磷酸盐类。虽可迅速降低血清钙，但3个月后血清钙回升。④乙醇（酒精）注射疗法。在B超引导下，将乙醇注入甲状旁腺腺瘤，在36h或24h内血清钙可以降到正常。每24小时可注射1~3次，在高血清钙危象时更显有用，但长期疗效尚有待观察。⑤钙感受器激动药。NPSR-568已用于PT的治疗，但尚需进一步观察临床疗效。

(三) 手术治疗

1. 手术指征

(1) 对所有明显高血清钙者 (若无禁忌证)，均应做颈部探查，理由如下：① 可以明确诊断；② 难以预料靶器官损害；③ 该病会导致骨质改变加速，特别是老年妇女；④26% 患者在 10 年内可发生并发症；⑤ 手术安全，手术成功率高达 95% 以上。

(2) 无症状的原发性甲状旁腺功能亢进症需手术治疗的指征。一般认为，无症状而仅有轻度高钙血症的原发性甲状旁腺功能亢进症病例需随访观察，如有以下情况则需手术治疗：① 骨吸收病变的 X 线表现；② 肾功能减退；③ 活动性尿路结石；④ 血清钙水平超过或等于 3mmol/L（12 mg/dl）；⑤ 血 iPTH 较正常增高 2 倍以上；⑥ 严重的精神病、溃疡病、胰腺炎和高血压等。

2. 手术方式

射线引导下的甲状旁腺切除术可以治愈 95% 的患者，并大大降低了老式手术方式的危险性，故用福善美增加骨钙而放弃手术治疗的做法不妥。

(1) 手术优点：射线引导下的微创性甲状旁腺切除术是近年来开展的新技术，可在局部麻醉下施行。它的优点是 ① 术前已知 4 个腺体中哪一个活性较高；② 创伤小，对侧不受影响；③ 麻醉方式多为局部麻醉；④ 切口只有 2.5cm，为时 25min（常规 1～2h），术后即可进食，第 2 日即可恢复日常工作；⑤ 耐受性好；⑥ 治愈率为 99%～100%（常规手术为 90%～96%）；⑦ 价格低廉；⑧ 甲状旁腺功能减退症的风险为零，术后并发症少。但适宜本手术治疗的患者只包括那些 sestamibi 扫描证实为单个腺瘤的原发性甲状旁腺功能亢进症患者（85%～90% 的患者属于此类）。

(2) 术前准备：对已确诊者，按一般术前处理即可。血清钙明显升高者，应先行内科治疗，将高血清钙控制在安全范围内，并加强支持治疗，改善营养，纠正酸中毒。其中要特别注意中性磷酸盐的补充，以增加骨盐沉积，缩短术后骨病和血生化的恢复时间。高钙血症易导致严重的心律失常，除采用有效措施降低血清钙外，还应根据病情和心律失常的性质给予相应治疗。

(3) 手术步骤：手术常选用全身麻醉，横向切开颈部切口。在中线分离带状肌后，选择一叶甲状腺并向内侧翻转。清除甲状腺叶下方的组织直至气管以显示喉返神经和甲状腺下动脉。在大多数患者，喉返神经位于气管食管沟内，较少见的也可位于气管旁；在气管前侧方常见但特别容易造成损伤。喉返神经也可在颈部直接发出而不像往常那样环绕右锁骨下动脉。喉上神经外支是声带张力最重要的神经，它通常紧邻甲状腺上极血管束的内侧。游离甲状腺时应小心操作以免损伤该神经。可能存在 4 个以上的甲状旁腺，因此，颈部探查需要非常耐心。由于冷冻切片有助于判定甲状旁腺而需要一名有经验的病理学家的帮助。上甲状旁腺较易发现，通常位于甲状腺背侧表面的上 2/3 水平。下甲状旁腺较上甲状旁腺大，且位置常不固定，正常情况下可存在自甲状腺上 1/2 水平至深入纵隔内。下甲状旁腺较上甲状旁腺位置更靠前。如果上甲状旁腺已被发现则应仔细检查另一侧的胸腺蒂并切除。从颈部切口可切除绝大多数位于纵隔内的甲状旁腺腺瘤。

（4）术中注意事项：① 术中应做好高血清钙危象的抢救准备工作，包括各种降血清钙药物，进行血清钙、磷和心电图监测。② 术中均应仔细探查所有的甲状旁腺，如属腺瘤，不论单发或多发，应全部切除，仅保留 1 枚正常腺体；如属增生，常为多枚腺体同时累及，故宜切除其中的 3 枚，第 4 枚切除 50% 左右，然后取小部分做甲状旁腺自体移植；如属异位腺瘤，多数位于纵隔，可沿甲状腺下动脉分支追踪搜寻。有时异位甲状旁腺包埋在甲状腺中，应避免遗漏。如属腺癌，则应做根治术。③ 首次手术未能发现病变而进行的二次颈部探查难度极大，所以应在首次手术时细心操作以避免二次手术。如果需二次手术，不仅甲状旁腺组织辨别更为困难，而且也更易损伤喉返神经。

第七章　乳腺外科疾病

第一节　乳腺炎性疾病

乳腺炎性疾病种类很多，包括乳头炎、乳晕炎、乳晕腺炎、乳腺皮脂腺囊肿、急性乳腺炎与乳房脓肿、慢性乳腺炎、乳腺结核、浆细胞性乳腺炎以及男性浆细胞性乳腺炎等。

一、乳头炎

乳头炎一般见于哺乳期妇女，由乳头皲裂而使致病菌经上皮破损处侵入所致。有时糖尿病患者也可发生乳头炎。早期表现主要为乳头皲裂，多为放射状小裂口，裂口可宽、可窄，深时可有出血，自觉疼痛。当感染后疼痛加重，并有肿胀，但因乳头色黑充血不易发现，由于疼痛往往影响哺乳。患者多无全身感染中毒症状，但极易发展为急性乳腺炎而使病情加重。治疗上首先要预防和治疗乳头皲裂。主要为局部外用药治疗，可涂油性软膏，减少刺激，清洗时少用或不用碱性大的肥皂，可停止哺乳，当发展为乳头炎后应局部热敷，外用抗生素软膏，全身应用有效抗生素。

二、乳晕炎

乳晕炎多为乳晕腺炎。乳晕腺为一种特殊的皮脂腺，又称 Montgomery 腺。乳晕腺有 12～15 个，在乳头附近呈环状排列，位置比较浅在，往往在乳晕处形成小结节样突起，单独开口于乳晕上。乳晕腺发炎，即为乳晕腺炎。在妊娠期间，乳晕腺体显著增大，导管扩张，皮脂分泌明显增加，这时乳晕腺导管容易发生堵塞和继发感染，可累及 1 个或多个腺体，形成脓疱样感染，最后出现白色脓头形成脓肿，致病细菌为金黄色葡萄球菌。如感染继续发展也可形成浅层脓肿。炎症多限于局部，很少有全身反应。

在妊娠期和哺乳期应随时注意乳头乳晕处的清洁，经常以肥皂水和水清洗局部以预防感染，避免穿着过紧的乳罩，产后初期乳量不多时，勿过分用手挤乳。如已发生感染，早期可用50%乙醇清洁乳晕处皮肤，涂以金霉素软膏或如意金黄膏，并予以热敷。如出现白色脓头，可在无菌条件下用针头刺破，排出脓性分泌物，再用50%乙醇清洁局部，数天后即可痊愈，如已形成脓肿，则必须切开引流。

三、乳腺皮脂腺囊肿

乳腺皮脂腺囊肿并不少见。当其继发感染时可误认为是乳腺脓肿，也可由于患处发红、变硬而疑为炎性乳腺癌。乳腺皮脂腺囊肿主要是在发病部位有一缓慢增大的局限性肿物，体积一般不大，自皮肤隆起，质柔韧如硬橡皮，呈圆形，与表面皮肤粘连为其特点。中央部可见有被堵塞的腺口呈一小黑点。周围与正常组织之间分界明显，无压痛，无波动，与深层组织并无粘连，故可被推动。乳腺的皮脂腺囊肿削弱了局部皮肤的抵抗力，细菌侵入后，易发生感染，尤其在妊娠与哺乳期乳腺的皮脂腺分泌增加，开口更易堵塞所以更易发病。当感染后囊肿迅速肿大，伴红、肿、热、痛，触之有波动感。继续发展可化脓破溃，形成溃疡或窦道。

当乳腺皮脂腺囊肿未感染时应手术切除，但必须将囊壁完全摘除。以免复发，继发感染者先行切开引流，并尽量搔刮脓腔壁减少复发机会。有时囊壁经感染后已被破坏，囊肿不再复发。对囊肿复发者仍应手术切除。

四、急性乳腺炎和乳房脓肿

(一) 临床表现

发病前可有乳头皲裂现象，或有乳汁淤积现象，继而在乳腺的某一部位有胀痛和硬结，全身感觉不适，疲乏无力，食欲差，头痛发热，甚至高热、寒战。部分患者往往以发热就诊，查体时才发现乳腺稍有胀痛及硬结，此时如未适当治疗病变进一步加重，表现为患侧乳腺肿大，有搏动性疼痛。发炎部位多在乳腺外下象限，并有持续性高热、寒战。检查可见局部充血肿胀，皮温增高，触痛明显。可有界限不清之肿块，炎症常在短期内由蜂窝织炎形成脓肿。患侧淋巴结可肿大，白细胞计数增高。

脓肿可位于乳腺的不同部位。脓肿位置愈深，局部表现（如波动感等）愈不明显。脓肿可向外破溃，亦可穿入乳管，自乳头排出脓液。有时脓肿可破入乳腺和胸大肌间的疏松组织中，形成乳腺后脓肿。

（二）诊断

发生在哺乳期的急性乳腺炎诊断比较容易，所以应做到早期诊断，使炎症在初期就得到控制。另外，应注意的是急性乳腺炎是否已形成脓肿，尤其深部脓肿往往需穿刺抽到脓液才能证实。

（三）治疗

患侧乳腺应停止哺乳，并以吸乳器吸净乳汁，乳腺以乳罩托起，应当努力设法使乳管再通，可用吸乳器或细针探通，排空乳腺内的积乳，并全身给予有效、足量的抗生素，这样往往可使炎症及早消退，不致发展到化脓阶段。另外，在炎症早期，注射含有 100 万 U 青霉素的等渗盐水 10~20mL 于炎症周围，每 4~6 小时重复之，能促使炎灶消退。已有脓肿形成，应及时切开引流。深部脓肿波动感不明显，需用较粗大针头在压痛最明显处试行穿刺，确定其存在和部位后再行切开。乳腺脓肿切开引流的方法主要根据脓肿的位置而定。

（1）乳晕范围内的脓肿大多比较表浅，在局部麻醉下沿乳晕与皮肤的交界线做半球状切口，可不伤及乳头下的大导管。

（2）较深的乳腺脓肿，最好在浅度的全身麻醉下，于波动感和压痛最明显处，以乳头为中心做放射状切口，可不伤及其他正常组织。同时注意切口应有适当的长度，保证引流通畅。通常在脓肿切开脓液排出以后，最好再用手指探查脓腔，如脓腔内有坏死组织阻塞，应将坏死组织挖出，以利引流；如发现脓腔壁上有可疑的洞孔，应特别注意其邻接的腺叶内是否尚有其他脓肿存在，多发脓腔有纤维隔时应用示指予以挖通或扩大，使 2 个脓腔合二为一，可避免另做一个皮肤切口；但如脓腔间的纤维隔比较坚实者，则不宜用强力做钝性分离，只可做另一个皮肤切口，以便于对口引流。

（3）如脓肿在乳腺深面，特别是在乳腺下部，则切口最好在乳腺和胸壁所形成的皱褶上，然后沿着胸大肌筋膜面向上向前探查，极易到达脓腔部位；此种切口引流既通畅，愈合后也无明显的瘢痕，但对肥大而悬垂的乳腺则不适用。

应用粗针穿刺抽脓的方法治疗乳腺脓肿，其方法为确定脓肿部位，用16号针头刺入脓腔尽力吸净脓汁。脓腔分房者或数个脓腔者可改变进针方向不断抽吸。此后每天抽吸1次。70%的患者经3~5次即可治愈。3%~5%的患者并发乳瘘。此方法虽然简便易行，但由于此种方法引流脓液并不通畅，故建议仅在不具备手术条件的卫生所或家庭医师处临时施行，脓肿切开引流仍应为首选治疗方案。

乳腺炎是理疗的适应证之一。所用的物理因子品种繁多，有超短波、直流电离子导入法、红外线、超声磁疗等。发病后炎性包块不大且无波动时，及时进行理疗，一般均可促使其炎症吸收，关键在于解除炎症局部的乳汁淤积问题。采用超短波、超声波或两者同时应用，目的不外是利用其消炎、消肿作用，使病变消散，闭塞的乳管消肿后便于排乳通畅。

急性乳腺炎应用清热解毒的中草药也有较好作用。但应说明的是，对于急性乳腺炎中医中药治疗的同时，应使用足量有效的抗生素。常用方剂如下。① 蒲公英、野菊花各9g，水煎服。② 瓜蒌牛蒡汤加减：熟牛蒡子、生栀子、金银花、连翘各9g，全瓜蒌（打碎）、蒲公英各12g，陈皮、橘叶各4.5g，柴胡4.5g，黄芩9g，水煎服。

关于停止哺乳尚有不同意见，有学者认为，这样不仅影响婴儿的喂养，且提供了一个乳汁淤积的机会，所以，不宜将此作为常规措施，而只是在感染严重或脓肿引流后并发乳瘘时才予以考虑。终止乳汁分泌的方法有：① 炒麦芽60g，水煎服，分多次服，每日1剂，连服2~3d；② 口服己烯雌酚，1次1~2mg，每日3次，共2~3d；③ 口服溴隐亭，1次1.25mg，每日2次，共7~14d。

五、慢性乳腺炎

慢性乳腺炎多因急性乳腺炎治疗不当或不充分转变而来，也可从发病一开始即为慢性乳腺炎，但不多见。慢性乳腺炎临床表现多不典型，红、肿、热、痛等炎症表现也较急性乳腺炎为轻。病期较长，有的经久不愈，甚至时好时坏或时重时轻，治疗主要是抗生素治疗。应尽可能对病原菌及其对抗生素的敏感性做出鉴定，选择敏感药物治疗，并应 2 种或 2 种以上抗生素联合应用。如炎症经久不愈应及时断奶。

六、乳腺结核

结核病虽然是一个较常见的疾病，但乳腺结核的报道并不多见。本病可见于任何年龄，最年轻者为 6 个月婴儿，最年老者为 73 岁，但以 20～40 岁多见，平均年龄为 31.5 岁。男性乳腺结核更为少见，占 4%～5%。

(一) 临床表现

病变初起时，大多表现为乳腺内的硬节，1 个或数个，触之不甚疼痛，与周围正常组织分界不清，逐渐与皮肤粘连。最常位于乳腺外上象限，常为单侧性，右侧略多见，双侧性少见。位于乳晕附近的病变，尚可导致乳头内陷或偏斜。数月后肿块可软化形成寒性脓肿。脓肿破溃后发生 1 个或数个窦道或溃疡，排出混有豆渣样碎屑的稀薄脓液。若结核病破坏乳管，可从乳头流出脓液。有时尚可继发细菌感染。患侧腋窝淋巴结常肿大。

乳腺结核患者全身可有结核中毒症状，如低热、乏力、盗汗及消瘦。

(二) 诊断

早期乳腺结核不易诊断，需行病理活检才能确诊。晚期有窦道或溃疡形成后，诊断不难。窦道口或溃疡面呈暗红色，镜检脓液中仅见坏死组织碎屑而无脓细胞，脓液染色后有时可找到结核分枝杆菌，这些都有助于乳腺结核的诊断。

(三) 治疗

合理丰富的营养，适当休息。全身应用足量全程抗结核药。对局限于一处的乳腺结核可行病灶切除。若病变范围较大，则最好将整个乳腺连同病变的腋淋巴结一并切除。手术效果与原发结核病灶的情况有关，一般多良好。

第二节　乳　腺　癌

一、临床表现

乳腺癌最常见的第一个症状是乳腺内无痛性肿块，大多是患者自己在无意中发现的。10%~15%的肿块可能伴有疼痛，肿块发生于乳房外上象限较多，其他象限较少，质地较硬，边界不清，肿块逐步增大，侵犯库柏韧带（连接腺体与皮肤间的纤维束）使之收缩，常引起肿块表面皮肤出现凹陷，即称为"酒窝征"。肿块侵犯乳头使之收缩，可引起乳头凹陷，肿块继续增大，与皮肤广泛粘连，皮肤可因皮下淋巴的滞留而引起水肿，由于皮肤毛囊与皮下组织粘连较紧密，在皮肤水肿时毛囊处即形成很多点状小孔，使皮肤呈"橘皮状"。癌细胞沿淋巴网广泛扩散到乳房及其周围皮肤，形成小结节，称为卫星结节。晚期时肿瘤可以浸润胸肌及胸壁，而与其固定，乳房亦因肿块的浸润收缩而变形。肿瘤广泛浸润皮肤后融合成暗红色。

弥漫成片，甚至可蔓延到背部及对侧胸部皮肤，形成"盔甲样"，可引起呼吸困难；皮肤破溃，形成溃疡，常有恶臭，容易出血，或向外生长形成菜花样肿瘤。

有5%~10%患者的第一症状是乳头溢液，有少数患者可以先有乳头糜烂，如湿疹样，或先出现乳头凹陷。少数患者在发现原发灶之前先有腋淋巴结转移或其他全身性的血道转移。

癌细胞可沿淋巴管自原发灶转移到同侧腋下淋巴结，堵塞主要淋巴管后可使上臂淋巴回流障碍而引起上肢水肿。肿大淋巴结压迫腋静脉可引起上肢青紫色肿胀。臂丛神经受侵或被肿大淋巴结压迫可引起手臂及肩部酸痛。

锁骨上淋巴结转移可继发于腋淋巴结转移之后或直接自原发灶转移造成。一旦锁骨上淋巴结转移，则癌细胞有可能经胸导管或右侧颈部淋巴管进而侵入静脉，引起血道转移。癌细胞亦可以直接侵犯静脉引起远处转移，常见的有骨、肺、肝等处。骨转移中最常见是脊柱、骨盆及股骨，可引起疼痛或行走障碍；肺转移可引起咳嗽、痰血、胸腔积液；肝转移可引起肝大、黄疸等。

二、临床检查和诊断

乳腺是浅表的器官，易于检查，检查时置患者于坐位或卧位，应脱去上衣，以便做双侧比较。

(一) 视诊

应仔细检查观察：① 双侧乳房是否对称、大小、形状，有无块物突出或静脉扩张。② 乳头位置有无内陷或抬高，乳房肿块引起乳头抬高，常是良性肿瘤的表现；如伴乳头凹陷则以恶性可能大。此外，观察乳头有无脱屑、糜烂、湿疹样改变。③ 乳房皮肤的改变，有无红肿、水肿凹陷、酒窝征。嘱患者两手高举过头，凹陷部位可能更明显。

(二) 扪诊

由于月经来潮前乳腺组织常肿胀，因而最好在月经来潮后进行检查。乳腺组织的质地与哺乳有关，未经哺乳的乳腺质地如橡皮状，较均匀；曾哺乳过的乳腺常可能触及小结节状腺体组织；停经后乳腺组织萎缩，乳房可被脂肪组织代替，扪诊时呈柔软，均质。

一般在平卧时较易检查，并与坐位时检查做比较。平卧时，肩部略抬高，检查外半侧时应将患者手上举过头，让乳腺组织平坦于胸壁；检查内半侧时手可置于身旁。用手指掌面平坦而轻柔地进行扪诊，不能用于抓捏，以免将正常乳腺组织误认为肿块。应先检查健侧，再检查患侧乳房。检查时应有顺序地扪诊乳腺的各个象限及向腋窝突出的乳腺尾部。再检查乳头部有无异常以及有无液体排出。检查动作要轻柔，以防止挤压而引起癌细胞的播散。最后检查腋窝、锁骨下、锁骨上区有无肿大淋巴结。

检查乳房肿块时要注意：① 肿块的部位与质地，50% 以上的乳腺肿瘤发生在乳腺的外上方。② 肿块的形状与活动度。③ 肿瘤与皮肤有无粘连，可用手托起乳房，有粘连时局部皮肤常随肿瘤移动，或用两手指轻轻夹住肿瘤两侧稍提起，观察皮肤与肿瘤是否有牵连。④ 肿瘤与胸肌筋膜或胸肌有无粘连，患者先下垂两手，使皮肤松弛，检查肿瘤的活动度。然后嘱两手用力叉腰，使胸肌收缩，做同样检查，比较肿瘤的活动度。如果胸肌收缩时活动减低，说明肿瘤与胸肌筋膜或胸肌有粘连。⑤有乳头排液时应注意排液的性质、色泽。如未能明确扪及乳房内肿块时，应在乳晕部按顺时针方向仔细检查有无结节扪及或乳头排液。排液应作涂片细胞学检查。⑥检查腋淋巴结，检查者的右手前臂托着病员的右前臂，让其右手轻松地放在检查者的前臂上，这样可以完全松弛腋窝。然后检查者用左手检查患者右侧腋部，可以扪及腋窝的最高位淋巴结，然后自上而下检查胸大肌缘及肩胛下区的淋巴结。同法检查对侧腋淋巴结，如果扪及肿大淋巴结时要注意其大小、数目、质地、活动度以及与周围组织粘连等情况。⑦检查锁骨上淋巴结，注意胸锁乳突肌外侧缘及颈后三角有无肿大淋巴结。

(三) 其他辅助检查方法

与病理检查比较，临床检查有一定的误差，即使有丰富临床经验的医师对原发灶检查的正确率为 70%～80%。临床检查腋窝淋巴结约有 30% 假阴性和 30%～40% 假阳性，故尚需其他辅助诊断方法，以提高诊断的正确率。常用的辅助诊断方法如下。

(1) 乳腺的 X 线摄片检查：是乳腺疾病诊断的常用方法，有钼靶摄片及干板摄片两种，均适用于观察乳腺及软组织的结构，其中以钼靶摄片最为常见。

乳腺癌 X 线表现有直接征象或间接征象。直接征象有：①肿块或结节明显：表现为密度高的致密影，边界不清或结节状，典型者周围呈毛刺状，肿瘤周围常有透明晕，X 线表现的肿块常较临床触及的为小。②钙化点：有 30%～50% 的乳腺癌在 X 线表现中可见有钙化点，其颗粒甚小，密度不一致，呈点状、小分支状或泥沙样，直径 5～500μm，良性病变也有钙化点，但常较粗糙，大多圆形，数量较少。乳晕下肿块可引起乳头凹陷，X 线片上可表现为漏斗征。间接征有乳房导管影增生，常表现为非对称性，乳腺结构扭曲变形，肿瘤周围结构有改变，肿瘤浸润皮肤或腋淋巴结导致淋巴回流受阻引起皮肤增厚等。

X 线检查也用在乳腺癌高发人群中普查，可以查出临床上摸不到肿块的原位癌，表现为导管影增粗及微小钙化点，可经立体定位下插入金属有钩的针，确定部位后切除，切除的标本应做 X 线检查以观察病灶是否已被切净。

乳腺 X 线摄片可用以临床鉴别肿块的良、恶性，也可用于发现临床不能触及的肿块，临床常用于：① 乳腺痛术前检查，明确是否有多发性病灶或对侧乳房有无病灶；② 乳腺病变的鉴别诊断；③ 乳头排液、溃疡、皮肤增厚和乳头凹陷的辅助诊断；④ 高危人群的普查应用。

（2）B 型超声波检查：可以显示乳腺的各层结构、肿块的形态及其质地。恶性肿瘤的形态不规则，同声不均匀，而良性肿瘤常呈均匀实质改变。复旦大学肿瘤医院应用超声波诊断乳腺恶性肿瘤的正确率达 97%。超声波检查对判断肿瘤是实质性还是囊性较 X 线摄片为好，超声显像对明确肿块大小较准确，可用以比较非手术治疗的疗效。

（3）近红外线检查：近红外线的波长为 600~900μm，易穿透软组织，利用红外线穿过不同密度组织，可显示各种不同灰度，从而显示肿块。此外，红外线对血红蛋白的敏感度强，乳房内血管显示清晰。乳腺癌癌周的血供常较丰富，血管较粗，近红外线对此有较好的图像显示，有助于诊断。

（4）乳管导管镜检查：对有乳头溢液的病例可通过 0.4~0.75mm 的乳腺导管管插入溢液的导管进行检查，可在直视下观察到导管内的病变，还可以做脱落细胞学检查，同时可通过导管镜的检查发现一些早期的导管内癌。乳腺导管镜检查便于对病灶的体表定位，以利于手术时正确选择手术切口。

（5）CT 检查：可以作为乳腺摄片的补充，因而不作为常规应用。CT 可用于临床未能扪及的病灶的术前定位，确定肿瘤的术前分期，以及了解乳腺、腋下及内乳淋巴结有无肿大，有助于制订治疗计划。

（6）磁共振检查：可以作为术前诊断及钼靶 X 线摄片的补充。浸润性导管癌的磁共振检查表现为边界不清、不规则毛刺的低信号强度的肿块，但不能显示微小钙化点，但对肿块周围的浸润情况表现较好；有助于保留乳房手术前明确手术切除的范围。

（7）脱落细胞学检查：有乳头排液可做涂片检查，一般用苏木-伊红或巴氏染色。有乳头糜烂或湿疹样改变时，可行印片细胞学检查。

肿瘤性质不能明确时，可用 6.5 或 7 号细针穿刺肿块，抽吸组织液，内含有细胞，可做涂片细胞学检查，其正确率可达 85% 左右。而细针抽吸引起肿瘤播散的机会不大，但对 < 1cm 的肿块，检查成功率较小。

（8）切除活组织检查：病理检查是最可靠的方法，其他检查不能代替。做活检时应将肿块完整切除，并最好在肋间神经阻滞麻醉或硬脊膜外麻醉下进行，避免局部麻醉下手术，以减少肿瘤的播散，同时做冷冻切片检查。如果证实为恶性肿瘤，应及时施行根治性手术。

三、治疗

乳腺癌的治疗方法包括手术、化疗、放疗、内分泌及近年来的免疫治疗等。

（一）治疗原则

按照临床部位及瘤期，治疗方法的选择大致按如下原则。

（1）临床0期、1期、2期及部分3A期：以手术为首选治疗方法，手术以根治或改良根治术为主，部分病例可行保留乳房的手术方式，术后应用放射治疗。病灶位于内侧及中央时可考虑同时处理内乳淋巴结。术后根据淋巴结转移情况及其他预后指标决定是否需要补充化疗及放疗。

（2）临床3期早：以根治性手术为主，手术前、后根据病情应用化疗或放疗。

（3）临床3期晚：又称局部晚期乳腺癌，常先应用化疗或同时放疗，根据肿瘤的消退情况，再决定手术方式，手术仅作为综合治疗的一个组成部分。

（4）临床4期：以化疗及内分泌等治疗为主。

（二）手术治疗

手术的目的是：① 控制局部及区域淋巴结，以减少局部复发；② 了解原发灶的病理类型、分化程度、激素受体测定结果、淋巴结转移以及其转移部位和程度等，以帮助选用手术后综合治疗的方案。

1.手术方式

（1）乳腺癌根治术：最常用亦是最经典的肿瘤外科治疗的术式。手术一般可在全身麻醉或高位硬脊膜外麻醉下进行，可根据肿瘤的不同部位采用纵向或横向切口，皮肤切除范围可在肿瘤外3～4cm，皮瓣剥离时在肿瘤周围宜采用薄皮瓣法，将皮下脂肪组织尽量剥除，在此以外可逐渐保留皮下脂肪组织，但不要将乳腺组织保留在皮瓣上。皮瓣剥离范围内侧到胸骨缘，外侧到腋中线。先切断胸大、小肌的附着点，保留胸大肌的锁骨部，这样可以保护腋血管及神经，仔细解剖腋窝及锁骨下区，清除所有脂肪及淋巴组织，尽可能保留胸长神经及胸背神经，使术后上肢高举及向后运动不受障碍，最后将整个乳房连同周围的脂肪淋巴组织、胸大肌、胸小肌和锁骨下淋巴脂肪组织一并切除。术毕在腋下做小口，置负压引流，以减少积液，使皮片紧贴于创面。

（2）乳腺癌改良根治术：本手术的目的是切除乳房及清除腋血管周围淋巴脂肪组织，保留胸肌。使术后胸壁有较好的外形，以便于以后做乳房再造手术。手术方式有以下两种。① 保留胸大、小肌的改良根治Ⅰ式（Auchin closs 手术）；② 保留胸大肌切除胸小肌的改良根治Ⅱ式（Pacey 手术）。手术大都采用横切口，皮瓣分离与根治术相似，在改良根治Ⅰ式手术时可用拉钩将胸大小肌拉开，尽量清除腋血管旁淋巴脂肪组织，但清除范围仅能包括腋中、下群淋巴结。而改良根治Ⅱ式，由于切除胸小肌使腋血管周围的解剖能达到更高的位置，一般可以将腋上群淋巴结同时清除。此手术方式适合于微小癌及临床第一、二期的乳腺癌，然而由于保留了胸肌，使淋巴结的清除不够彻底，因而对临床已有明确淋巴结转移的病例的应用有一定的限制。

（3）扩大根治术：肿瘤位于乳房中央及内侧者转移率为 22.5%，位于外侧者为 12.9%。因而根治术时同时将第 1~4 肋间内乳淋巴结清除，称为扩大根治术。手术方式有以下两种。① 胸膜内法（Urban 手术），手术将胸膜连同内乳血管及淋巴结一并切除。胸膜缺损用阔筋膜修补。该方法术后并发症多，现已较少采用。② 胸膜外法（Margottini 手术），切除第 2~4 肋软骨连同第 1~4 肋间乳内血管旁脂肪淋巴结一并切除，该方法的并发症并不比一般根治术多。虽然该手术方式目前已较少应用，但对临床二、三期尤其病灶位于中央及内侧者其 5 年与 10 年生存率较一般根治术提高 5%~10%，因而在适当的病例还是有一定价值的。

（4）肿瘤局部切除加放射治疗：是近年来报道较多的与根治术概念相反的一种治疗方法，即保留乳房的治疗方法。手术切除肿瘤连同周围部分正常乳腺组织（方式有肿瘤切除、肿瘤广泛切除、1/4 乳腺切除等）。然而各种术式的基本要求是手术切缘无残留癌细胞，腋淋巴结清除，术后用超高压放射线照射整个乳腺、锁骨上、下及内乳区淋巴结。该手术方式主要适用于 ① 临床1期、2期肿瘤＜4cm；② 肿瘤距乳晕外2～3cm；③ 肿瘤为单个病灶；④ 无妊娠或哺乳以及结缔组织病；⑤ 腋下无明显肿大淋巴结。

（5）单纯乳房切除术：切除乳腺组织、乳头及表面皮肤和胸大肌筋膜。此方法适用于非浸润性癌、微小癌、湿疹样癌限于乳头者，亦可用于年老体弱不适合根治手术，或因肿瘤较大或有溃破、出血时配合放射治疗。

根治性手术后，手术侧上肢的功能常受到一定的障碍，上肢常因淋巴回流受障而引起肿胀。术后应用负压吸引，防止腋窝积液。早期开始上肢功能的锻炼，可使功能早日恢复，减少肿胀。术后应避免上肢感染而引起的淋巴管炎。

手术治疗后的预后主要与年龄、月经情况、病理类型、分级、激素受体测定等有关，绝经与有无妊娠也有关，但主要影响预后的因素是手术时的病期及淋巴结有无转移。

2. 手术禁忌证

有以情况之一，不适合手术治疗：① 乳房及其周围皮肤有广泛水肿，其范围超过乳房面积的一半；② 肿块与胸壁（指肋间肌、前锯肌及肋骨）固定；③ 腋下淋巴结显著肿大，且已与深部组织紧密粘连，或患侧上肢水肿或肩部酸痛；④ 乳房及其周围皮肤有卫星结节；⑤ 锁骨上淋巴结转移；⑥ 炎性乳腺癌；⑦ 已有远处转移。

（三）放射治疗

与手术相似，也是局部治疗的方法。放射治疗以往常作为根治手术前后综合治疗的一部分，近年来已有作为早期病例局部肿瘤切除后主要的治疗方法。

1. 术后照射

根治术或改良根治术后是否需要放疗，曾是乳腺癌治疗中争议最多的问题。目前，根治术后不作常规放疗；但对有复发可能的病例，选择性地应用放射治疗，可以提高疗效，降低复发率。常用于根治术或改良根治术后腋淋巴结有转移的患者，术后照射内乳及锁骨上区，扩大根治术后若内乳淋巴结有转移病例术后照射锁骨上区。亦有用于肿瘤位于乳房中央或内侧的病例，虽然腋淋巴结无转移，术后照射锁骨上及内乳区。而病灶位于乳房外侧者则不需要照射。术后放疗应尽量采用电子束照射，也可用 M 钴，一般剂量为 50 ~ 60Gy/（5 ~ 6）周。术后照射的疗效目前尚难定论，大多报道可以减少局部复发，但生存率的提高尚无定论。

2. 术前放疗

主要用于三期病例、局部病灶较大、有皮肤水肿的病例，照射使局部肿瘤缩小，水肿消退，可以提高手术切除率，降低局部复发及血道播散，但术前放疗不能解决治疗前已存在的亚临床型转移灶，因而近年已有被化疗取代的趋势。术前放疗需采用三野照射法，即二切线野及锁腋部照射野。原发灶照射剂量为 40 ~ 50Gy，4 ~ 5 周，锁骨区为 50Gy，5 周，放疗结束后 4 ~ 6 周施行手术最为理想。

3. 肿瘤局部切除后的放疗

单行肿瘤局部切除而保留乳房的手术方式，术后的局部复发率可达 20% ~ 30%，术后辅助放射治疗使局部复发率降低到 5% ~ 8%。术后可以用双侧切线野照射乳房及另一野照射锁骨上、下区。乳房及区域淋巴结照射剂量为 50 ~ 60Gy，每周 5 ~ 6 次。

炎性乳腺癌在经化疗后尚不适合手术的病例也可以用放射治疗，术后再应用化疗。

4. 复发肿瘤的放射治疗

对手术野内复发结节或淋巴结转移，放射治疗常可取得较好的效果。局限性骨转移病灶应用放射治疗的效果较好，可以减轻疼痛，少数病灶也可以重新钙化。

（四）化学药物治疗

在实体瘤的化学治疗中，乳腺癌的疗效较好，化学药物治疗常用于晚期或复发病例，有较好的效果。化学药物治疗配合术前、术中及术后的综合治疗是近年来发展的方向。常用的化疗药物有环磷酰胺、氟尿嘧啶、甲氨蝶呤、多柔比星（阿霉素）及丝裂霉素等，近年来发展的一些药物有紫杉醇、长春瑞滨（异长春花碱）等对乳腺痛亦有较好的疗效。单药的有效率在多柔比星、紫杉醇、长春瑞滨等药物中可达40%～50%，如果多药联合应用治疗晚期乳腺癌的有效率达50%～60%。

术前化疗又称新辅助化疗，主要用于临床三期及部分晚二期的病例，其优点有：① 能使肿瘤缩小，降低分期，提高手术切除率，也可使更多的病例能采用保留乳房的手术；② 有助于在体内了解肿瘤对化疗的敏感程度；③ 有可能防止耐药细胞株的形成；④ 能防止新转移灶的形成。术前化疗以往采用动脉插管区域性注射抗癌药，目前以全身用药较多，主要的药物以多柔比星为主的方案较为常见。对局部晚期病灶先应用2～6个疗程以后再做手术治疗，术后根据病情再予以化疗或放射治疗。术前化疗的给药途径有经静脉全身用药或动脉插管分次给药，动脉插管的途径可经尺动脉、腹壁上动脉或胸肩峰动脉，所用的药物有唾替派、丝裂霉素、多柔比星等。

术后的化疗又称为辅助化疗，目的是杀灭术前已存在的亚临床型转移灶及手术操作所致的肿瘤细胞播散。常用的联合化疗方案有CMF方案（环磷酰胺、甲氨蝶呤及氟尿嘧啶三药联合应用）及CAF或CFF方案（环磷酰胺、多柔比星或表柔比星、氟尿嘧啶），近年亦有用紫杉醇、长春瑞滨等药物用于辅助治疗。术后辅助治疗可以提高生存率，减少复发率，以绝经期前或淋巴结转移的病例疗效较显著，对绝经后、淋巴结无转移的病例则不显著。术后化疗一般于术后1个月内开始，用药足量时间为6个月至1年，长期应用并不提高其疗效，而且可能损伤机体的免疫功能。

(五) 内分泌治疗

内分泌治疗是治疗乳腺癌的重要方法之一，具体用药机制尚不完全明了。可以根据患者的年龄、月经情况、手术与复发间隔期、转移部位及雌激素受体和孕激素受体的情况等因素来选择内分泌治疗。内分泌治疗对绝经后、手术到复发间隔时间长的病例，以及软组织、骨、局部淋巴结转移有较好的疗效。

1.雌激素受体的作用机制

乳腺细胞内有一种能与雌激素相结合的蛋白质，称为雌激素受体。细胞恶变后，这种雌激素受体蛋白可以继续保留，亦可能丢失。如仍保存时，细胞的生长和分裂仍受体内的内分泌控制，这种细胞称为激素依赖性细胞；如受体丢失，细胞就不再受内分泌控制，称为激素非依赖性细胞或自主细胞。

雌激素对细胞的作用是通过与细胞质内的雌激素受体的结合形成雌激素 - 受体复合物，转向核内而作用于染色体，导致基因转录并形成新的蛋白质，其中包括黄体酮受体，黄体酮受体是雌激素作用的最终产物，黄体酮受体的存在也说明雌激素及其受体确有其活力。

雌激素受体测定阳性的病例应用内分泌治疗的有效率为 50% ~ 60%，如果黄体酮受体亦为阳性者有效率可高达 70% ~ 80%。雌激素受体测定阴性病例的内分泌治疗有效率仅为 8% ~ 10%。

2. 内分泌治疗的方法

有切除内分泌腺体及内分泌药物治疗两种。切除内分泌腺体中最常用的是卵巢切除术或用放射线照射卵巢去势，其目的是去除体内雌激素的主要来源。卵巢去势主要应用于绝经前，尤其对雌激素受体测定阳性的患者，有较好的疗效，亦是晚期病例的首选治疗方法，对骨、软组织及淋巴结转移的效果较好，而对肝、脑等部位转移则基本无效。卵巢切除亦有用于作为术后辅助治疗，主要对绝经前、淋巴结转移较广泛、雌激素受体测定阳性的病例能提高术后的生存率，推迟复发，但对生存期的延长尚无定论。晚期男性乳腺癌病例行睾丸切除术常有较好的效果，尤其雌激素受体阳性的病例，有效率可达 60% ~ 70%，其他切除内分泌腺体的手术有双侧肾上腺切除术、垂体切除术等，目前均已放弃使用。

内分泌药物治疗中，以往应用的雄激素制剂如丙酸睾酮、雌激素制剂如己烯雌酚等，目前已较少应用，然而丙酸睾酮等对绝经前，尤其骨转移的病例还有一定的应用价值。

近年来常用的内分泌治疗药物有抗雌激素药物、抑制雌激素合成药物和黄体酮类药物。抗雌激素药物有三苯氧胺及其衍生物法乐通等，其主要作用机制是与雌激素竞争雌激素受体，从而抑制癌细胞的增生，对雌激素受体阳性患者的有效率约 55%，阴性者则为 5%，三苯氧胺用量为每日 20 ~ 40mg 口服，剂量的增加并不提高疗效。对绝经后软组织、淋巴结、骨转移的效果较好。其毒性反应较小，常见的有阴道排液，少数患者长期服用可引起肝功能障碍、子宫内膜增生、视力障碍等。三苯氧胺作为手术后的辅助治疗常用于绝经后，雌激素受体测定阳性的患者效果较好，对受体阳性的绝经前患者化疗后亦可作为辅助治疗,可以减少复发率,同时可减少对侧乳腺癌发生的机会,术后用药一般主张 3～5 年。

抑制雌激素合成的药物主要是芳香酶抑制药,绝经后女性体内雌激素大多由肾上腺网状层所分泌的皮质酮及黄体酮或脂肪组织经芳香酶的转化后转换而成,因而应用芳香酶抑制药可以抑制雌激素的合成。芳香酶抑制药有两型,一型为甾体类的抑制药,其直接抑制芳香酶,阻断雄激素转化成雌激素,常用药物为 Formestane(兰他隆)、Atamestane 等,其中以兰他隆等较为常用,每 2 周 1 次,每次 250mg,肌内注射。二型为非甾体类的抑制药,常用药物有氨鲁米特(Aminoglutethimide)等,其作用于细胞色素 P450 蛋白,从而抑制芳香酶的作用,氨鲁米特用法为 250mg,每日 2～4 次。为减少由于肾上腺的反馈作用,在应用氨鲁米特时同时给予口服氧化可的松,不良反应常有恶心、嗜睡、共济失调、皮疹等。来曲唑等第三代非甾体类芳香酶抑制药,其作用较氨鲁米特强 100 倍,用法为每日 1 片,每片 2.5mg 口服,不良反应较少,对软组织、淋巴结及骨转移的效果较好。

抗孕激素类药物常用的有甲羟黄体酮(MPA)及甲地黄体酮(MA)等,其作用机制可能是抑制垂体分泌催乳素及促性腺激素。甲羟黄体酮每日剂量 1000～2000mg 肌内注射,甲地黄体酮每日 160mg 口服,有效率为 16%～20%,一般常用于绝经后的晚期乳腺癌作为二、三线治疗药物。

其他的促生殖腺释放激素的抑制剂为 goserelin(LH-RH 抑制剂)等,可与三苯氧胺并发应用于绝经前的晚期患者,其有效率为 25%～30%。

乳腺癌是常见的浅表肿瘤,早期发现、早期诊断并不困难,早期治疗能获得较好的效果。要选择既符合计划生育要求,又能防止乳腺癌发病率增高的合理生育方案,提倡母乳喂养,绝经后减少脂肪摄入量。在女性中提倡自我检查,对高危险人群进行定期筛查,有助于乳腺癌的早期发现。

第三节　乳腺其他良性肿瘤

一、乳腺脂肪瘤

乳腺脂肪瘤是由脂肪细胞增生形成的体表最常见的一种良性肿瘤。脂肪瘤在身体的任何部位皆可发生，多见于肩、背部、四肢，但在乳腺也可见到。

乳腺脂肪瘤组织色泽较黄，且有一层薄的结缔组织包膜，内有许多正常脂肪细胞被结缔组织分割成分叶状。有的含有许多结缔组织或血管，有时在一个脂肪瘤的切面上可见到数个棕红色的腺上皮组织混在其中。病理切片上可见脂肪组织混有乳腺小叶的上皮结构。形成此种肿瘤的原因一般认为在脂肪组织中的腺泡结构未参与瘤化，在脂肪瘤的生长过程中，脂肪组织浸润在腺泡的周围所致。

本病好发于＞40岁患者的脂肪较丰满的大乳腺内，其临床表现与一般的脂肪瘤无区别，往往无意中发现乳腺包块，无疼痛及任何不适，无乳头溢液。肿瘤一般为单发，圆形或扁圆形，质地柔软，边界较清楚，表面常呈分叶状，肿瘤不与皮肤粘连，但在瘤体表面的皮肤上常见有小凹陷，这是因为有纤维索带通过皮肤进入脂肪瘤的小叶间所致。肿瘤生长缓慢，可长期变化不大，与月经周期无任何关系，肿瘤大小不等，可3～5cm，病程长者可＞10cm。

乳腺钼靶片为边界清楚、密度较低的肿块影，呈分叶状，边缘为薄层纤维脂肪包膜透亮带。

乳腺脂肪瘤需与分叶型纤维腺瘤鉴别：分叶型纤维腺瘤生长较快，瘤体较脂肪瘤为大，质地较脂肪瘤略硬，分叶状更为明显，为了正确诊断必要时可做活体组织检查。因分叶型纤维腺瘤的治疗与脂肪瘤不同，分叶型纤维腺瘤手术需将肿瘤连同周围组织一并切除，必要时做乳房单纯切除。

乳腺脂肪瘤属良性肿瘤，如生长缓慢无须治疗；如生长快需行脂肪瘤单纯切除，术后送病理检查。

本病预后良好，术后不再复发。

二、乳腺平滑肌瘤

乳腺平滑肌瘤是一种少见的良性肿瘤。肿瘤多位于皮下及真皮内，位于深部组织的称其为血管平滑肌瘤。乳腺的血管平滑肌瘤更为罕见。此瘤可来源于皮肤的立毛肌、汗腺周围的平滑肌、血管的平滑肌。乳腺的浅表平滑肌瘤可在乳晕区的皮肤上见到，因乳晕的真皮层内有发达的平滑肌层。

肿瘤切面呈白色或灰红色，有漩涡状结构，质地坚实，瘤细胞呈梭形，略大于正常的平滑肌细胞，两端钝圆，胞质染伊红色，内有肌原纤维，胞质清楚。细胞平行排列或呈束状交织排列。

出现于真皮的肿瘤呈略隆起的结节，表面皮肤略呈淡红色，肿瘤边缘不整，局部有阵发性疼痛或压痛，偶有瘙痒感。乳腺血管平滑肌瘤一般为单发，通常位于乳腺组织深部，肿瘤有明显的包膜，极易活动，故应与乳腺纤维腺瘤相鉴别。手术切除后通过病理切片才能确诊。

乳腺平滑肌瘤通常不发生恶变，手术将受累皮肤及肿块切除便可治愈。

三、乳腺海绵状血管瘤

乳腺海绵状血管瘤是由血管组织构成的一种良性血管畸形。本病极少见，仅在文献中偶有报道。

乳腺海绵状血管瘤多发生于乳房皮下组织内，由大量充满血液的扩张充血的腔隙或窦所组成，腔壁上有单层内皮细胞，腔隙之间由一层很薄的纤维组织条索状或少许平滑肌纤维分隔呈海绵状，主要是静脉血管延长，扩张呈海绵状，可有完整的包膜，有的界限不清。

本病可发生于任何年龄，其病因是由残余的胚胎或血管细胞形成脉管的错构瘤样新生物，所以在出生时即存在，有的因面积很小，生长很慢，局部症状不被表现出来，因病变发展可数十年才被发现。往往无意中发现乳腺肿块，生长缓慢，无任何不适感。肿瘤表面光滑，质地有囊性感，可活动，无触痛及波动感。肿瘤局部穿刺可抽出血性液体。

本病为良性，对较小的血管瘤可一期切除，较大者可行乳房单纯切除。

四、乳腺淋巴管瘤

乳腺淋巴管瘤是由淋巴管和结缔组织组成的先天性良性肿瘤。本病极罕见，仅在文献中有报道。

在胚胎发育过程中，由于淋巴组织增生即可成为淋巴管瘤的基础，是由内皮细胞排列的管腔而构成，其中充满淋巴液。

乳腺淋巴管瘤是生长缓慢的良性肿瘤，肿瘤大小不等，小的可数厘米，大的可数十厘米，乳腺可呈葫芦状悬吊在胸腹壁。肿瘤无疼痛，呈囊性感，质软，有波动感。透光试验阳性，局部穿刺可抽出浅黄色清亮的淋巴液。

如果是较小的淋巴管瘤可单纯将淋巴管瘤切除，巨大的淋巴管瘤行乳房单纯切除术。

本病预后良好。

五、乳腺错构瘤

错构瘤属于一种良性肿瘤，一般好发于肺，极罕见发生于乳腺内，仅在文献中偶有报道。

病因为胚芽迷走或异位，或胚芽期部分乳腺发育异常，造成乳腺正常结构成分比例紊乱。肉眼见：肿瘤呈分叶状，一般无包膜，肿瘤切面为淡黄色，间有灰红色，含脂肪组织及乳腺导管样结构。

本病在出生后即存在，多见于女性，一般不引起症状，可有隐痛，与月经周期无关。乳房皮肤无改变，触及肿瘤成分叶状，肿瘤以 1~8cm 不等，边界较清楚，囊性感，无触痛，与周围组织无粘连，肿瘤生长缓慢，肿瘤透光试验阳性，穿刺无任何液体。确诊需病理证实。

切除肿瘤后预后良好。

六、乳腺神经纤维瘤

乳腺神经纤维瘤少见，好发于乳房皮肤和皮下的神经纤维，常为神经纤维瘤病的一部分。神经纤维瘤可从乳晕和乳头附近长出肿瘤，肿瘤可单发或多发。有时肿瘤带蒂，仅位于皮下组织中，肿瘤大小为 1~2cm。此种肿瘤生长缓慢，一般不会恶变，无疼痛及其他不适感。

因其常为多发性，可导致乳头变形，如多发性肿瘤聚集在一起，可考虑将病变皮肤全部切除，做乳房整形手术；如单发者，可个别行肿瘤切除术，术后无复发。

七、乳腺良性间叶瘤

良性间叶瘤可发生于身体任何部位，偶可见于乳腺内，由多种分化成熟的间胚叶构成的间叶瘤。此瘤肉眼观近似脂肪瘤，但并非黄色，而是灰色。光镜下观，肿瘤由成熟脂肪组织等构成，可夹杂血管样区，故亦称为血管脂肪瘤。肿瘤质软，瘤体 2~3cm，最大可长至 6cm，边界清楚，与周围组织无粘连，可自由推动，无疼痛与其他不适。

本病属于良性，手术切除即可痊愈，但切除不彻底易复发。

八、乳腺颗粒细胞瘤

颗粒细胞瘤可发生于身体的任何部位及任何年龄，但多见于舌和皮肤等处。发生于乳腺者极少见。颗粒细胞瘤并非来源于乳腺本身，而是来源于乳腺软组织。

本病可见于女性，也可以见于男性。可发生于乳腺的任何部位，但多见于乳腺内上象限，其次为内下象限、外上象限及外下象限。肿瘤大小不等，一般在 0.5~4cm。肿瘤呈结节状，边界不清，质硬，不活动，有时肿瘤相应处皮肤有下陷。故临床应与乳腺癌鉴别。但确诊需病理证实。

肿瘤手术切除后预后良好。

九、乳腺汗腺腺瘤

乳腺汗腺腺瘤较罕见。因乳房皮肤及乳晕上有汗腺存在，有时可能发生汗腺腺瘤，此为良性肿瘤。通常在真皮形成无数小囊性管，管腔内充满胶样物质，管壁的两层细胞被压扁平。这种汗腺腺瘤开始时仅在皮肤有病变，为透明而散在的小结节，类似小丘疹或粉刺样，软而有压缩性。结节位于真皮内，直径约 2cm，有时可高出皮肤 1cm，肿瘤可逐渐增大呈乳头状，最后发生破溃。

本病临床上并无重要性，也不会发生恶变。手术切除即可痊愈。

十、乳腺软骨瘤和骨瘤

乳腺软骨瘤和骨瘤极少见，一般可见于老年女性的乳腺纤维瘤内。肉眼见肿瘤表面呈粒状突起，淡黄色，质硬无明显包膜，周围境界清楚。光镜下可见骨膜及断续的骨板，及不同粗细与长短不等排列紊乱的成熟骨小梁。小梁之间可见疏松纤维组织。患者一般无自觉症状。乳房皮肤无改变，肿瘤质硬，无触痛，可活动，与周围组织无粘连。将肿瘤全部切除可痊愈，术后无复发。

十一、乳房皮肤痣

皮肤色素痣很常见，在乳房的皮肤上也可发生，有时含有色素或无色素。一般不需治疗。如果发现痣周围因炎症反应而出现浅红色晕，痣体增大，色素增加，痣的生长突然加快等现象，应考虑有恶变为黑色素瘤的可能，此时应及时手术切除。

第八章 胰腺与脾疾病

第一节 急性胰腺炎和慢性胰腺炎

一、急性胰腺炎

(一)临床表现

1.症状

① 腹痛是本病的主要症状。表现为饱餐或饮酒后突发上腹部疼痛,疼痛剧烈、阵发性加重,一般镇痛药难以缓解;部位多偏左,亦可偏右,常向腰背部放射。② 腹胀与腹痛同时存在,是腹腔神经丛受到炎症刺激导致肠麻痹所致,患者多有排气、排便停止。③ 恶心、呕吐常与腹胀、腹痛伴发,且呕吐后腹痛难以缓解。

2.体征

为腹部压痛、肌紧张、反跳痛,以上腹部最明显。肠鸣音减弱或消失,晚期有肠淤血和腹胀。少数严重患者可因外溢的胰液经腹膜后途径渗入皮下造成出血,表现为腰部及季肋部皮肤瘀斑,称之为 Crey-Tumer 征;如瘀斑出现于脐周,称 Culen 征。

3.实验室检查

(1)白细胞计数:轻型胰腺炎时,可不增高或轻度增高,但在严重病例和伴有感染时,常明显增高,中性粒细胞也增高。

(2)淀粉酶测定:是诊断急性胰腺炎的重要客观指标之一,但并不是特异的诊断方法。根据临床观察可有以下几种表现:① 发病后24h,血清淀粉酶达到最高峰,8h 后尿淀粉酶出现最高峰;② 发病后短期内尿淀粉酶达到最高峰,而血清淀粉酶可能不增高或轻度增高;③ 血清淀粉酶与尿淀粉酶同时增高,但以后逐渐恢复正常;④ 淀粉酶的升降曲线呈波浪式或长期增高,揭示已有并发症的发生。

（3）X射线检查

①腹部X线平片：第一，胰腺部位的密度增强（由于炎症渗出所致）；第二，反射性肠郁张（主要在胃、十二指肠、空肠和横结肠）；膈肌升高，胸腔积液；第三，少数病例可见胰腺结石或胆道结石；第四，十二指肠环淤滞，其内缘有平直压迹；第五，仰卧位腹部X线平片，表现"横结肠截断"征，即结肠肝曲。脾曲充气，即使改变体位横结肠仍不充气，这是由于急性胰腺炎引起结肠痉挛所致。

②上消化道钡餐造影：第一，胰腺头部肿大，十二指肠环有扩大；第二，胃窦部受压；第三，十二指肠有扩张、淤积现象；第四，十二指肠乳头部水肿或由于胰头肿大所致倒"3"字征；第五，胰腺假性囊肿时，可见胃肠受挤压现象。

（4）B超检查：①胰腺体积增大；②胰腺回声增强；③腹腔渗液。

（5）腹部CT检查：对于急性胰腺炎的确诊及鉴别水肿型和出血坏死性胰腺炎具重要临床价值。

（二）诊断

根据患者的胆囊结石或暴饮暴食及酗酒病史，结合剧烈的腹痛、腹胀及恶心、呕吐等临床表现，可初步做出急性胰腺炎的临床诊断。

重症急性胰腺炎诊断标准：突发上腹剧痛、恶心、呕吐、腹胀并伴有腹膜刺激征，经检查可除外胃肠穿孔、绞窄性肠梗阻等其他急腹症，并具备下列4项中之2项者即可诊断为重症急性胰腺炎：①血、尿淀粉酶增高（28或256温氏单位或＞500苏氏单位）或突然下降到正常值，但病情恶化；②血性腹水，其中淀粉酶增高（＞1500苏氏单位）；③难复性休克（扩容后休克不好转）；④B超或CT检查显示胰腺肿大，质不均，胰外有浸润。

（三）治疗

1.非手术治疗

适应于急性胰腺炎全身反应期，水肿性及尚无感染的出血坏死性胰腺炎。

（1）禁食、胃肠减压：持续胃肠减压可减少消化液对胰腺外分泌的刺激，防止呕吐、减轻腹胀。

（2）补液、防治休克：根据血压、脉率及生化等指标，计算补液量，纠正酸中毒，维持循环稳定。

（3）解痉镇痛：盐酸哌替啶注射液50～100mg加山莨菪碱10mg，肌内注射，解痉镇痛。

（4）抑酸、抑制胰酶治疗：奥美拉唑40mg，静脉注射，每日1次，抑酸并可间接抑制胰酶分泌；生长抑素（奥曲肽、施他宁等）或抑肽酶，能有效抑制胰液分泌。

（5）抗生素预防继发感染：应选用能透过血胰屏障、针对革兰阴性菌及厌氧菌敏感的广谱抗生素，如头孢哌酮/舒巴坦、头孢曲松等＋甲硝唑或奥硝唑。

（6）中药治疗：腹部可外用皮硝外敷疼痛部位。呕吐基本控制后，可经胃管注入"复方清胰汤"或单独应用生大黄水。

（7）其他：如控制血糖、补钙，应用丹参改善微循环及肠内外应用支持治疗。

2. 手术治疗

（1）手术适应证：① 急性水肿性胰腺炎经非手术治疗病情恶化者；② 不能排除其他急腹症时；③ 胰腺和胰周组织坏死感染；④ 重症坏死性胰腺炎经短期（24h）非手术治疗多器官功能障碍不能纠正；⑤ 伴有胆总管下端梗阻或胆道感染者；⑥ 合并肠穿孔、大出血者。

（2）手术方式：最常用的是胰腺坏死组织清除加胰周引流，可同时行"三造口"即胃造口、空肠造口＋胆道"T"形管引流术。

（3）胆源性胰腺炎的治疗：① 急性胰腺炎经非手术治疗治愈者，可于2～4周后行胆道手术；② 伴有胆道梗阻或感染的重症胰腺炎宜急诊早期行胆道手术，以取出结石、解除梗阻；③ 重症患者在有条件的医院，也可行内镜Oddi括约肌切开、取石加鼻胆管引流术。

二、慢性胰腺炎

(一) 临床表现

（1）腹痛是最为常见的症状，平时有上腹部隐痛，疼痛位于上腹部剑突下或偏左，常放射至腰背部，呈束带状，持续时间较长，可伴有恶心、呕吐。体检时上腹部可有压痛，但无肌紧张。

（2）食欲减退、消化不良、脂肪泻及体重减轻。

（3）多数患者合并糖尿病或糖耐量异常，少数患者可因胰头纤维增生致黄疸。

(二) 诊断与鉴别诊断

1. 诊断

患者有腹痛、体重减轻、糖尿病和脂肪泻典型四联症表现，即可考虑慢性胰腺炎诊断。可进一步行胰腺 B 超和 CT 检查以明确。

2. 鉴别诊断

需注意与胰头癌、结石性和非结石性胆绞痛及消化性溃疡病鉴别。可结合病史及腹部 B 超和 CT、上消化道钡剂、胃镜等影像学检查资以鉴别。

(三) 治疗

1. 非手术治疗

（1）病因治疗：注意生活规律，治疗胆道疾病，避免暴饮暴食，戒酒。

（2）对症治疗：有消化不良和脂肪泻者应用胰酶制剂；发作时予以解痉药和镇痛药；合并糖尿病者应用胰岛素替代疗法；营养不良者行肠内、肠外营养。

2. 手术治疗

目的是减轻疾患疼痛，延缓其进展。

（1）治疗原发疾病：如胆石症、胰管结石的手术治疗及甲状旁腺功能亢进症手术治疗等。

（2）胰管引流术：①Oddi 括约肌切开或成形术；② 全胰管切开 + 胰管空

肠侧侧吻合术。

（3）胰腺切除术：① 胰体尾部切除术，适合于胰体尾部病变；② 胰腺次全切除术，适用于严重的弥漫性胰腺实质病变；③ 胰十二指肠切除术，适宜于胰头肿块的患者；④ 全胰腺切除术，适用于病变广泛的伴有顽固性疼痛的患者，但患者术后生活质量较差，须终身应用胰岛素。

第二节　胰腺癌及壶腹部癌

一、胰腺癌

（一）诊断

1. 症状

胰腺癌无特征性的症状，最常见的临床表现为腹痛、黄疸、食欲缺乏和消瘦。

（1）腹痛：上腹饱胀不适和上腹疼痛是胰腺癌常见的首发症状。疼痛部位多为上腹部，其次为右季肋部。早期由于胰管梗阻，管腔内压增高，呈上腹钝痛、胀痛，

可放射至后腰部。中晚期肿瘤侵及胆总管中下段，压迫肠系膜上静脉或肝门静脉，侵及十二指肠的不同节段及腹腔神经丛，使腹痛症状加重，影响睡眠和饮食，加速体质消耗。

（2）黄疸：胰腺癌中约2/3的患者为胰头癌，胰头癌常首先出现梗阻性黄疸，并呈进行性加重，有时伴皮肤瘙痒。梗阻初期胆道内压力增高，胆管代偿性扩张，胆汁尚能进入肠道，不出现黄疸；随着阻塞程度的加重，临床上出现梗阻性黄疸，并且黄疸的程度进行性加重；另外，由于淋巴结转移压迫肝外胆管或因胆管附近的粘连、屈曲、压迫等也可造成黄疸，因此大部分患者出现黄疸时已属中晚期。如果以出现黄疸作为诊断胰腺癌的依据，常常会失去早期诊断、根治性手术治疗的机会。

（3）食欲缺乏：除胰腺癌本身在体内的新陈代谢产物对身体的毒性作用外，尚因胆管、胰管或两者同时阻塞，致使胰液、胆汁或两者均不能排入肠

内，造成食物尤其是脂肪类的消化吸收障碍。

（4）消瘦：消瘦、乏力和体重下降可为最早期的症状，其与饮食减少、消化不良、睡眠不足和癌肿消耗等有关。

（5）腹部肿块：由于胰腺的解剖位置，疾病初期很难触摸到胰腺肿块。触摸到胰腺肿块，是胰腺癌诊断的重要证据，但此时疾病已多属进行期或晚期。另外，触摸的肿块应与增大的肝或胆囊鉴别。

（6）腹水：腹水多由癌的腹膜浸润、扩散所致，也可由肿瘤或转移淋巴结压迫肝门静脉或因肝门静脉、肝静脉发生血栓而致。另外，营养不良及低蛋白血症也可以引起腹水。腹水可为血性或浆液性，一般出现在胰腺癌的晚期。但也偶有胰腺癌并发胰腺囊肿破裂而形成的胰性腹水，其淀粉酶和蛋白质含量均较高，因此出现腹水并不都意味着胰腺癌的晚期。

2. 体检

大多数患者早期无异常体检发现。中晚期部分患者可见巩膜及皮肤黄染，可触及肿大的胆囊，个别患者在上腹部可触及肿物。晚期患者伴有腹水时可出现移动性浊音。

3. 实验室检查

（1）血清生化学检查：早期可有血、尿淀粉酶升高，空腹血糖升高，糖耐量试验阳性；碱性磷酸酶及谷氨酰胺转肽酶升高，转氨酶可轻度升高；黄疸者血清总胆红素和直接胆红素升高。

（2）胰腺外分泌功能检查：无论胰腺癌发生在哪个部位，大多数患者都有胰液外分泌功能的下降。口服苯甲酰酪氨酰 - 对氨基苯甲酸（BT-PABA）后收集 6h 尿液，测定尿 PABA 含量可以了解糜蛋白酶的分泌状况；还可以行粪便弹力蛋白酶 1 和苏丹 m 染色检查，推断胰腺外分泌功能。

（3）免疫学检查：大多数胰腺癌患者血清肿瘤标记物可升高，但均缺乏高度特异性，联合检测可提高阳性诊断率和特异性。动态观察肿瘤标记物的变化，对胰腺癌的预后评估有一定意义，肿瘤切除后可降至正常，胰腺癌复发时可再度升高。常用的肿瘤标记物包括糖类抗原 19-9（CA19-9）、CEA、胰胚抗原（POA）、胰腺癌特异抗原（PaA），胰腺癌相关抗原（PCAA）及白细胞黏附抑制试验（LAIT）。胰腺癌患者的 CA199 高值者多，诊断的阳性率可达 80% 以上，是最常应用的胰腺癌辅助诊断和随访项目。

(二) 治疗原则

1. 手术治疗

手术治疗虽然切除率及远期生存率均不高，但仍然是争取患者生命的唯一途径，仍提倡早期发现、早期诊断和早期手术治疗。术后可酌情进行化疗，一般以吉西他滨 (健择) 和氟尿嘧啶 (5-Fu) 为主。

2. 手术选择

(1) 胰十二指肠切除加区域性淋巴结廓清术：是胰头癌的标准术式，切除范围为胰腺头部、胃远端、十二指肠全部、空肠上段 10cm、胆总管远侧和胆囊，清除相关的淋巴结，然后行胰肠、胆肠和胃肠吻合，重建消化道。

(2) 保留幽门的胰头十二指肠切除术：术后生存期不低于传统的胰头十二指肠切除术，且患者餐后促胃液素和促胰液素分泌水平接近正常人，因此在幽门上、下淋巴结无转移，十二指肠切缘肿瘤细胞阴性者可行该术式。

(3) 全胰切除术：适用于胰腺多发癌。

(4) 胰体尾切除加淋巴结廓清术：适用于胰腺体尾癌。一般同脾一并切除，胰腺残端缝合。

(5) 姑息性手术：适用于高龄患者、已有肝转移的患者、肿瘤已不能切除或患者合并明显心肺功能障碍不能耐受较大手术者。可行胆肠旁路手术解除胆道梗阻；行胃空肠吻合解除或预防十二指肠梗阻；术中在内脏神经节周围注射 95% 乙醇行化学性内脏神经切断术或术中行腹腔神经结节切除术，以减轻疼痛。

(6) 急症手术：如果患者平稳，争取一期切除肿物；否则，可先行胆囊十二指肠吻合术或胆囊造口术，2 周后再行根治切除术。

二、壶腹部癌

(一) 诊断

1. 症状

黄疸是壶腹部癌最主要的症状，但在黄疸出现之前患者常有消化道不适症状。

（1）黄疸：黄疸可时轻时重，出现波动，但在黄疸下降时，血清胆红素、碱性磷酸酶等指标不会降至正常。随着肿瘤的进展，黄疸进行性加深，波动性消失，出现周身瘙痒，粪便颜色变浅乃至陶土样便及胆囊胀大、肝大等胆道梗阻的症状和体征。

（2）消化道不适症状：在黄疸出现之前，因胆、胰管梗阻，患者常感觉上腹饱胀不适、胀痛及食欲缺乏等症状。但这些症状多不具有特异性，易与其他疾病混淆。

2. 体征

壶腹部癌的患者无特异性体征。当疾病进展到一定程度，大多数患者会出现梗阻性黄疸的体征，严重者伴有周身瘙痒。疾病晚期，有时可出现腹部肿块、腹水及淋巴结肿大等体征。

3. 实验室检查

（1）血清生化学检查：碱性磷酸酶和谷氨酰胺转肽酶升高可发生在血清胆红素升高之前，黄疸者血清总胆红素和直接胆红素均明显升高。尚有一部分患者的谷草转氨酶、血淀粉酶和血清弹性硬蛋白酶可以增高。

（2）免疫学检查：检测血清肿瘤标记物有一定的诊断价值，但胰腺癌和胆管癌的阳性率均高于壶腹部癌，故鉴别诊断意义不大。

4. 特殊检查

（1）纤维十二指肠镜及逆行胰、胆管造影：是确诊壶腹部癌的主要手段。内镜可直接窥视十二指肠乳头、活检，并可向乳头内插管，行胰、胆管造影，了解胆、胰管的狭窄范围。

（2）超声内镜：可清晰显示十二指肠壁的各层结构，并判断肿瘤向胆管内蔓延的范围、十二指肠及胰腺内的浸润深度和病灶周围淋巴结转移状况。

（3）B型超声：可发现胆、胰管扩张，但因十二指肠气体干扰，难以观察到十二指肠乳头部肿物。

（4）电子计算机体层扫描摄影（CT）：可发现胆、胰管扩张，同时口服造影剂充盈十二指肠后，可见到肿瘤部位造影剂的充盈缺损。当胆、胰管同时扩张、远端相互靠近，而胰头、胆管末端未见肿物时，也可考虑为壶腹部癌。

(二) 治疗原则

壶腹部癌的手术切除率和 5 年生存率均明显高于胰腺癌,因此壶腹部癌治疗以根治性手术切除为主,术后辅助化疗等综合治疗。

1. 胰头十二指肠切除术

胰头十二指肠切除术是壶腹部癌的根治性术式,特别是伴有胰腺浸润的病例,其淋巴结转移范围较广,应充分廓清包括肠系膜上血管周围的第 2 站淋巴结。

2. 保留幽门的胰头十二指肠切除术

对不伴有胰腺浸润的病例,行保留幽门的胰头十二指肠切除术,术后 5 年生存率与传统的胰头十二指肠切除术相近,同时保存了胃的正常生理功能,减少了手术创伤。

3. 局部切除术

对难以耐受胰头十二指肠切除术的高危患者可行经十二指肠乳头的局部切除。但应限于无明显溃疡、局限于壶腹部的癌肿。

4. 姑息性手术

对病变过于广泛,且无法切除者,可行胆肠吻合,以解除胆道梗阻;必要时可同时行胃肠吻合,以解除十二指肠梗阻。

第三节　脾外伤

一、脾破裂

(一) 临床表现

脾是腹腔内脏中最易受损伤的器官,发生率占各种腹部伤的 40%~50%。有慢性病理改变的脾更易破裂。

脾破裂分为自发性和外伤性脾破裂两种。自发性脾破裂少见,多有外伤史,但这类患者的脾常有病变,有可能在打喷嚏、呕吐、用力排便或猛烈跳跃时引起破裂。外伤性脾破裂是因左上腹或左下胸受外力打击所致。

脾破裂可分为中央型破裂(破在脾实质深部)、被膜下破裂(破在脾实质周边部分)和真性破裂(破损累及被膜和实质)3种。前2种因被膜完整,出血量受到限制,故临床上并无明显出血征象而不易被发现。但有些血肿(特别是被膜下血肿)在某些微弱外力影响下,可以突然转为真性破裂,导致诊治中措手不及的局面,这种情况常发生于外伤后1~2周。

临床常见的脾破裂约85%是真性破裂,破裂部位较多见于脾上极及膈面。破裂如发生在脏面,尤其是邻近脾门者,有撕裂脾蒂的可能,在这种情况下,出血量大,患者可迅速发生休克乃至死亡。

脾破裂的主要症状是腹痛和内出血。首先左上腹剧烈疼痛,随后疼痛扩展到全腹部。脾破裂以后即刻引起出血,如出血速度快,可在短时间内出现烦躁、口渴、心悸、出冷汗、面色苍白、脉搏细弱、血压下降等出血性休克症状。

(二)诊断

(1)外伤史,左下胸及左上腹部外伤常致脾破裂,尤以左下胸肋骨骨折时更易发生。

(2)腹痛。

(3)内出血或出血性休克表现。

(4)腹膜刺激征,单纯脾破裂早期腹膜刺激征较轻。

(5)诊断性腹腔穿刺或灌洗,有不凝血。

(6)B超一般可以确诊。

(三)治疗原则

脾破裂一经诊断,原则上应紧急手术处理。至于手术方式,因脾组织脆弱,破裂后不易止血、缝合或修补,故全脾切除仍是主要、常用的手术方法。如脾裂口大而出血凶猛,可先捏住脾蒂以控制出血,然后快速清理手术野,充分显露,以便钳夹脾蒂。切忌在血泊中盲目钳夹,如果腹内确无其他脏器破裂,可收集未污染的腹内积血,过滤后进行术中自体输血。

脾保留性手术:近年随着对脾生理功能和人体免疫功能的认识不断加深,目前已逐渐改变了脾破裂只有行全脾切除治疗的观点,以免日后导致严重的全身感染（以肺炎球菌为主病原的凶险感染，尤其是儿童）。所以，在保证生命安全的前提下，各种保脾术式如缝合修补、部分脾切除、自体脾移植术等也得到不同发展。对破损严重而难以修补或保留的粉碎性脾破裂，将小脾块（移植脾总量达原脾 1/3）置入大网膜内，能有效地发挥脾功能；对单个脾实质深入伤选用缝合修补；多处撕裂伤，用可吸收线纺织网罩捆扎；可以选用边缘血液供应，如脾下极的胃网膜左动脉、脾上极的胃短动脉作原位保脾术或脾部分切除术。当然，对于这类手术的评价，有待进一步深入研究积累更多资料。

二、迟发性脾破裂

迟发性脾破裂又称脾包膜下破裂、延迟性脾破裂等。定义为腹部外伤后 48h 内无症状，而在 2d 或更长时期内才出现脾破裂腹腔内出血症状者。其发生率国内资料为 10%~20%。迟发性脾破裂从外伤到出血，由 2d 到数周或数个月，多数出血发生在 1 周内，最常见的症状是伤后持续性上腹痛，体征为局部压痛、肌肉痉挛、反跳痛占 90%，诊断性腹腔穿刺阳性率高达 90%，第一次穿刺阴性绝不能轻易排除脾破裂可能性，若腹腔穿刺抽出不凝血，可确定有内出血，腹部 B 超阳性率超过 80%。诊断性腹腔穿刺、B 超和灌洗法阳性率高，简单易行。治疗：如出血量大，非手术治疗无效则需要急诊手术。

第四节 脾 肿 瘤

一、临床表现

原发性脾肿瘤主要的临床表现为脾大，也是患者就诊时的主要原因。良性肿瘤除出现并发症外多数无自觉症状，恶性肿瘤腹痛较剧烈，可伴有发热、贫血和消瘦等表现。

自发性脾破裂是脾肿瘤的常见并发症。脾血管瘤并发梗死也是常见并发症。

二、诊断

首选 B 超检查。CT 检查可作为 B 超的补充，多数能清楚显示病灶范围及毗邻关系。选择性脾动脉造影在脾肿瘤的鉴别诊断中颇具价值。良性肿瘤表现为动脉分支压迫性改变；恶性肿瘤表现为不规则血管狭窄、中断、移位及杂乱丛生的新生血管形成等；囊性病变呈无血管区改变，边缘清楚，实性病变相对呈低密度影像。

三、治疗及预后

脾切除术是治疗脾原发性肿瘤的首选方法。病理脾因易发生自发性破裂，故对无原因腹腔内出血的患者，应探查脾。对于脾血管瘤并发梗死的患者，切脾即可。

原发性脾恶性肿瘤，如未转移或只有局限性浸润，切脾或扩大切除当属必要；术中需注意肿瘤有无脾外淋巴结转移，淋巴结转移常见于脾门、胰体尾上下缘，必要时连同胰体尾一并切除。如已有广泛浸润或转移，切脾已无意义。对恶性淋巴瘤术后再辅助化疗与放疗，有望完全缓解，明显改善术后生存率。脾恶性肿瘤预后很差，血管肉瘤最差，其次为恶性淋巴瘤、纤维肉瘤等。脾恶性肿瘤预后与肿瘤大小、有无包膜、浸润生长程度、病期等因素有关。

参考文献

[1] 张祁，吴科敏.普外科常见病临床诊疗方案与护理技术 [M].北京：中国纺织出版社，2021.

[2] 牛刚.普外科疾病诊治与治疗策略 [M].开封：河南大学出版社，2021.

[3] 姜鑫.现代临床常见疾病诊疗与护理 [M].北京：中国纺织出版社，2021.

[4] 叶丹.临床护理常用技术与规范 [M].上海：上海交通大学出版社，2020.

[5] 张娟子.临床普外科常见病诊疗 [M].北京：科学技术文献出版社，2020.

[6] 罗东林.普外科疾病诊治与并发症处理 [M].北京：科学技术文献出版社，2020.

[7] 张广东.普通外科疾病诊疗与并发症处置 [M].昆明：云南科技出版社，2020.

[8] 杜峰.新编临床实用普外科诊疗常规 [M].长春：吉林科学技术出版社，2020.

[9] 庄虔雯.临床常见普外科疾病护理学新编 [M].北京：科学技术文献出版社，2020.

[10] 邱兆友.外科临床诊疗规范 [M].长春：吉林科学技术出版社，2020.

[11] 刘海龙.普通外科疾病治疗与诊断研究 [M].天津：天津科学技术出版社，2020.

[12] 赵炳儒.现代普外科治疗新进展 [M].长春：吉林科学技术出版社，2020.

[13] 尉伟，郭晓萍，杨继林.常见疾病诊疗与临床护理 [M].广州：世界图书出版广东有限公司，2020.

[14] 陆继明.普外科常见病与多发病 [M].哈尔滨：黑龙江科学技术出版社，2020.

[15] 袁磊.普通外科基础与临床 [M].天津：天津科学技术出版社，2020.

[16] 任晓斌.实用普外科疾病诊疗学 [M].北京：中国纺织出版社，2019.

[17] 刘建刚.普外科疾病诊疗与手术学 [M].长春：吉林科学技术出版社，2019.

[18] 沈象吉.临床普外科疾病诊疗常规 [M].上海：上海交通大学出版社，2019.

[19] 王志广.普通外科疾病临床诊疗新思维 [M].长春：吉林科学技术出版社，2019.

[20] 韩飞.普外科常见病的诊疗 [M].南昌：江西科学技术出版社，2019.

[21] 吴至久.实用外科疾病诊疗思维 [M].北京：科学技术文献出版社，2019.

[22] 苑文明，万勇.当代外科常见病诊疗实践 [M].南昌：江西科学技术出版社，2019.

[23] 王国俊.现代普通外科临床新进展 [M].长春：吉林科学技术出版社，2019.

[24] 董霞.实用临床护理理论与实践下 [M].长春：吉林科学技术出版社，2019.

[25] 赵先峰.精编普外科疾病诊疗精要 [M].长春：吉林科学技术出版社，2018.

[26] 裴元民.普通外科疾病诊断与治疗 [M].天津：天津科学技术出版社，2018.

[27] 徐延森.现代普外科治疗精粹 [M].武汉：湖北科学技术出版社，2018.

[28] 李海靖.实用普通外科疾病治疗学 [M].上海：上海交通大学出版社，2018.

[29] 程璐，王丽丽，孙思源.临床常见疾病护理常规及健康教育 [M].北京：中国科学技术出版社，2018.

[30] 石翠玲.实用临床常见多发疾病护理常规 [M].上海：上海交通大学出版社，2018.

[31] 郭建波.新编普通外科学 [M].昆明：云南科技出版社，2018.

[32] 林丽.新编临床护理学 [M].长春：吉林科学技术出版社，2018.